Meal Prep Kochbuch für Jeden

Schnelle, Leckere, Nährstoffreiche und Gesunde Mahlzeiten – 100+ Einfache Rezepte für Jeden Tag

Maria Elrod

Inhaltsverzeichnis

Einleitung: Verändern Sie Ihre Essgewohnheiten

Dieses Buch soll Ihre Herangehensweise an die Mahlzeitenzubereitung revolutionieren und sie einfacher, schneller und gesünder machen. Stellen Sie sich vor, Sie wachen zu einem fertigen, nahrhaften Frühstück auf, das den Ton für einen produktiven Tag angibt. Stellen Sie sich vor, Sie genießen eine vielfältige Auswahl an köstlichen Mittag- und Abendessen, die nicht nur Zeit sparen, sondern auch Ihren Körper nähren und Ihre Geschmacksnerven zufriedenstellen. Denken Sie daran, gesunde Snacks und Desserts griffbereit zu haben, die Ihnen helfen, ungesunde Versuchungen zu vermeiden und Ihre Energie den ganzen Tag über konstant zu halten.

Vorteile der Frühstücks-, Mittags-, Abendessen-, Dessert- und Snack-Rezepte

Frühstück: Beginnen Sie Ihren Tag mit kraftvollen Rezepten, die leicht im Voraus zuzubereiten sind. Genießen Sie die Vorteile von anhaltender Energie, verbesserter Konzentration und besserer allgemeiner Gesundheit mit Mahlzeiten wie Overnight Oats mit Früchten, Chia-Pudding mit Beeren und Frühstücks-Burritos.

Mittagessen: Verabschieden Sie sich von langweiligen Sandwiches und teurem Takeaway. Unsere Mittagsrezepte, einschließlich Hähnchen-Teriyaki-Bowls, Buddha-Bowls mit Tahini-Dressing und

Falafel-Bowls, sind ausgewogen, geschmackvoll und bereit, wenn Sie es sind.

Abendessen: Beenden Sie Ihren Tag mit herzhaften, zufriedenstellenden Abendessen, die einfach zuzubereiten sind. Von gegrilltem Hähnchen mit Süßkartoffeln bis hin zu Gemüselasagne sorgen diese Rezepte dafür, dass Sie eine köstliche, selbstgemachte Mahlzeit genießen können, ohne den Aufwand.

Desserts: Gönnen Sie sich süße Leckereien ohne schlechtes Gewissen. Unsere gesunden Dessertoptionen wie Bananenbrot, Erdbeer-Sorbet und Schoko-Avocado-Mousse ermöglichen es Ihnen, Ihren süßen Zahn zu befriedigen und gleichzeitig Ihre Gesundheitsziele im Auge zu behalten.

Snacks: Halten Sie Ihren Hunger in Schach und vermeiden Sie ungesunde Snacks mit unseren nahrhaften Snack-Rezepten. Genießen Sie Gemüsesticks mit Hummus, Apfel-Zimt-Energy Balls und Mini-Quiches, die perfekt sind, um Ihre Energie zwischen den Mahlzeiten aufrechtzuerhalten.

Überwinden Sie häufige Einwände

"Ich habe keine Zeit, gesunde Mahlzeiten zu kochen." Mit Meal Prep können Sie Ihre Mahlzeiten im Voraus zubereiten und während der Woche Zeit sparen. Dieses Buch bietet Ihnen schnelle und einfache Rezepte, die in großen Mengen zubereitet und später verwendet werden können.

"Gesundes Essen ist zu teuer." Meal Prep hilft Ihnen, Geld zu sparen, indem es den Bedarf an teurem Takeaway und Convenience Foods reduziert. Durch die Planung und Vorbereitung Ihrer Mahlzeiten im Voraus können Sie Zutaten in großen Mengen kaufen und von saisonalen Produkten profitieren.

"Ich bin kein guter Koch." Sie müssen kein Profikoch sein, um gesunde, leckere Mahlzeiten zu genießen. Jedes Rezept in diesem Buch enthält klare, leicht verständliche Schritt-für-Schritt-Anweisungen, die Meal Prep für jeden zugänglich machen, unabhängig von Ihren Kochkünsten.

Was dieses Buch bietet

- **100 schnelle und gesunde Rezepte:** Eine Vielzahl von Frühstücks-, Mittags-, Abendessen-, Dessert- und Snack-Rezepten, die unterschiedliche Geschmäcker und Ernährungsbedürfnisse abdecken.
- **Zeitsparende Tipps:** Erfahren Sie, wie Sie Ihre Mahlzeiten effektiv planen und zubereiten können, um Ihre Zeit zu maximieren und den Aufwand zu minimieren.
- **Ernährungsberatung:** Jedes Rezept ist darauf ausgelegt, ausgewogen und nahrhaft zu sein und Ihnen zu helfen, einen gesunden Lebensstil zu erreichen und aufrechtzuerhalten.
- **Meal-Prep-Strategien:** Entdecken Sie die besten Praktiken für Meal Prep, einschließlich unverzichtbarer Werkzeuge, Aufbewahrungstipps und Möglichkeiten, Ihre Mahlzeiten frisch und schmackhaft zu halten.

"Meal Prep Kochbuch für Jeden: Schnelle, leckere und nahrhafte Mahlzeiten für alle" ist Ihr ultimativer Leitfaden, um eine gesündere, bequemere Art des Essens zu genießen. Sagen Sie ungesunden, zeitaufwändigen Mahlzeiten Lebewohl und begrüßen Sie eine neue Ära des schnellen, nahrhaften und leckeren Meal Preps. Bereiten Sie sich darauf vor, Ihre Küche und Ihr Leben zu verändern!

Was ist Meal-Prep?

Meal Prep ist ein strategischer Ansatz zur Vorbereitung von Mahlzeiten im Voraus, der Ihnen ermöglicht, Zeit zu sparen, Stress zu reduzieren und sicherzustellen, dass Sie die ganze Woche über gesunde, leckere Lebensmittel zur Verfügung haben. Es beinhaltet das Planen, Zubereiten und Verpacken von Mahlzeiten im Voraus, sodass Sie immer praktische Optionen zur Hand haben. Dieses Konzept kann auf Frühstück, Mittagessen, Abendessen, Snacks und sogar Desserts angewendet werden.

Wenn Sie Meal Prep betreiben, widmen Sie normalerweise einmal oder zweimal pro Woche ein paar Stunden dem Kochen und Zusammenstellen Ihrer Mahlzeiten. Dies könnte beinhalten, große Mengen an Grundzutaten wie Getreide, Proteinen und Gemüse zu kochen und dann diese Zutaten zu verschiedenen Mahlzeiten zu kombinieren. Auf diese Weise können Sie den täglichen Aufwand vermeiden, sich zu überlegen, was Sie essen möchten, und das Kochen einfacher und angenehmer gestalten.

Einer der größten Vorteile von Meal Prep ist die Unterstützung einer gesunden Ernährung. Durch die Planung Ihrer Mahlzeiten im Voraus können Sie sicherstellen, dass Sie eine Vielzahl von nahrhaften Lebensmitteln einbeziehen und Ihre Portionsgrößen kontrollieren. Dies kann Ihnen helfen, Ihre Ernährungsziele zu erreichen, sei es

Gewichtsverlust, Muskelaufbau oder einfach eine ausgewogenere Ernährung. Sie können auch der Versuchung ungesunder, kurzfristiger Lebensmittelentscheidungen widerstehen, da Sie immer eine nahrhafte Mahlzeit zur Hand haben.

Meal Prep kann auch Geld sparen. Durch den Kauf von Zutaten in großen Mengen und deren effiziente Nutzung können Sie Lebensmittelverschwendung reduzieren und Ihre Lebensmittelrechnungen senken. Sie können auch die hohen Kosten von Takeaway- und Convenience-Foods vermeiden, die sich schnell summieren können. Mit einem gut durchdachten Meal-Prep-Plan können Sie saisonale Produkte und Sonderangebote optimal nutzen und so Ihr Lebensmittelbudget weiter strecken.

Neben den gesundheitlichen und finanziellen Vorteilen kann Meal Prep den Stress erheblich reduzieren. Zu wissen, dass Ihre Mahlzeiten bereits vorbereitet sind, kann Ihnen ein Gefühl der Ruhe geben und Zeit für andere Aktivitäten freimachen. Es vereinfacht auch Ihre tägliche Routine, da Sie nicht jeden Tag Zeit mit Kochen und Aufräumen verbringen müssen. Dies kann besonders vorteilhaft für beschäftigte Einzelpersonen, Familien oder jeden mit einem hektischen Zeitplan sein.

Meal Prep ist auch unglaublich vielseitig. Sie können Ihre Mahlzeiten an Ihre persönlichen Vorlieben und Ernährungsbedürfnisse anpassen, sei es vegetarisch, vegan, glutenfrei oder nach einem bestimmten Diätplan. Diese Flexibilität erleichtert es Ihnen, Ihre Essensvorlieben einzuhalten und Allergene oder Lebensmittel, die Sie nicht mögen, zu vermeiden.

Um mit dem Meal Prep zu beginnen, benötigen Sie einige grundlegende Werkzeuge und Behälter. Investitionen in hochwertige, wiederverwendbare Behälter können das Lagern und Aufwärmen Ihrer Mahlzeiten bequemer machen. Sie könnten auch gefrierfeste Beutel, Einmachgläser und Portionierbehälter verwenden, um Ihre Mahlzeiten frisch und organisiert zu halten. Darüber hinaus kann ein Set zuverlässiger Küchenwerkzeuge, wie ein gutes Messer, ein Schneidebrett und Kochtöpfe, den Zubereitungsprozess reibungsloser gestalten.

Beim Planen Ihres Meal Prep ist es hilfreich, mit einer Liste von Rezepten zu beginnen, die Sie mögen und in großen Mengen zubereiten können. Wählen Sie Mahlzeiten, die gut lagern und leicht wieder aufgewärmt werden können. Mit zunehmender Erfahrung können Sie mit verschiedenen Rezepten und Techniken experimentieren, um die Sache interessant zu halten.

Erfolgreiches Meal Prep erfordert ein wenig Ausprobieren und Anpassen. Möglicherweise müssen Sie Ihre Portionsgrößen, Kochmethoden oder Zutatenwahl anpassen, um herauszufinden, was am besten für Sie funktioniert. Mit der Übung werden Sie jedoch ein System entwickeln, das zu Ihrem Lebensstil passt und Ihnen hilft, eine gesunde, ausgewogene Ernährung aufrechtzuerhalten. Indem Sie Meal Prep annehmen, können Sie Ihre Ernährung kontrollieren, Zeit und Geld sparen und den mit der täglichen Mahlzeitenplanung und -zubereitung verbundenen Stress reduzieren.

Vorteile des Meal-Preps

Meal Prepping bietet zahlreiche Vorteile und ist eine wesentliche Praxis für alle, die ihre Ernährung verbessern, Zeit sparen und Stress reduzieren möchten. Einer der Hauptvorteile des Meal Prepping ist die erhebliche Zeitersparnis. Indem man ein paar Stunden ein- oder zweimal pro Woche für die Vorbereitung der Mahlzeiten einplant, kann man das tägliche Kochen und Aufräumen vermeiden. Dadurch bleibt unter der Woche mehr Freizeit, die für andere wichtige Aktivitäten oder einfach zum Entspannen genutzt werden kann.

Ein weiterer wichtiger Vorteil ist die Förderung gesünderer Essgewohnheiten. Wenn man Mahlzeiten im Voraus plant und vorbereitet, hat man bessere Kontrolle über die Zutaten und Portionsgrößen, was sicherstellt, dass man ausgewogene und nahrhafte Mahlzeiten zu sich nimmt. Dies kann zu einer besseren allgemeinen Gesundheit, besserem Gewichtsmanagement und erhöhten Energielevels führen. Zudem hilft es, der Versuchung von ungesundem Fast Food oder Fertigmahlzeiten zu widerstehen, die oft reich an Kalorien, Fetten und Zucker sind.

Meal Prepping trägt auch zu einer besseren finanziellen Planung bei. Durch das Planen der Mahlzeiten und das Einkaufen mit einer Liste kann man Zutaten in größeren Mengen kaufen und von Sonderangeboten profitieren, was letztlich die Lebensmittelkosten senkt. Dieser Ansatz minimiert auch Lebensmittelverschwendung, da man eher alle gekauften Zutaten verwendet. Darüber hinaus ist die Zubereitung von Mahlzeiten zu

Hause in der Regel kostengünstiger als Essen im Restaurant oder das Bestellen von Takeout, was langfristig zu erheblichen Einsparungen führt.

Die Stressreduktion ist ein weiterer wesentlicher Vorteil des Meal Prepping. Zu wissen, dass die Mahlzeiten bereits geplant und vorbereitet sind, kann den täglichen Druck, zu entscheiden, was man kochen soll, insbesondere nach einem langen und anstrengenden Tag, erheblich verringern. Dies schafft ein Gefühl von Ordnung und Routine, wodurch der Alltag überschaubarer und weniger überwältigend wird. Es stellt auch sicher, dass man selbst an den geschäftigsten Tagen immer eine Mahlzeit bereit hat, was das Auslassen von Mahlzeiten und ungesundes Naschen verhindert.

Konsistenz und Einhaltung von Ernährungszielen werden durch Meal Prepping erheblich verbessert. Egal, ob man einen speziellen Diätplan wie Keto, Vegan oder glutenfrei verfolgt oder einfach mehr Vollwertkost essen möchte, Meal Prepping ermöglicht es, diese Ziele ohne Abweichungen zu erreichen. Es nimmt das Rätselraten aus der Ernährung und hilft, impulsive Essensentscheidungen zu vermeiden, die nicht mit den Ernährungszielen übereinstimmen. Diese Konsistenz kann zu besseren langfristigen Gesundheitsergebnissen und einer disziplinierteren Herangehensweise an die Ernährung führen.

Vielfalt und Kreativität in der Ernährung werden durch Meal Prepping ebenfalls gefördert. Wenn man Mahlzeiten im Voraus plant, kann man eine vielfältige Auswahl an Gerichten sicherstellen, die Mahlzeitenmüdigkeit und Langeweile verhindern. Dies ermutigt, neue Rezepte und Zutaten auszuprobieren, wodurch die Ernährung angenehmer und befriedigender wird. Ein gut abgerundeter Mahlzeitenplan stellt auch sicher, dass man eine breite Palette an Nährstoffen erhält, was die allgemeine Gesundheit und das Wohlbefinden unterstützt.

Meal Prepping fördert ein größeres Bewusstsein für die eigenen Essgewohnheiten und die Nährstoffzufuhr. Durch das regelmäßige Planen und Vorbereiten der Mahlzeiten wird man achtsamer, was man konsumiert, und trifft dadurch informierte Lebensmittelentscheidungen. Dieses Bewusstsein kann helfen, Verbesserungsmöglichkeiten in der Ernährung zu erkennen, wie z.B. die Reduzierung von Zucker oder die Erhöhung der Ballaststoffaufnahme, und notwendige Anpassungen vorzunehmen, um eine ausgewogenere Ernährung zu erreichen.

Die Vorteile des Meal Preppings gehen über die individuelle Gesundheit und Bequemlichkeit hinaus. Es fördert auch die Umweltverträglichkeit, indem Lebensmittelverschwendung reduziert und die Abhängigkeit von Einwegverpackungen, die oft mit Takeout und Convenience Foods verbunden sind, verringert wird. Durch das Kochen zu Hause und die Verwendung wiederverwendbarer Behälter für die Lagerung trägt man zur Reduzierung von Plastikabfall und einem geringeren CO_2-Fußabdruck bei, was einen nachhaltigeren Lebensstil unterstützt.

Zusammenfassend ist Meal Prepping eine äußerst vorteilhafte Praxis, die zahlreiche Vorteile bietet, einschließlich Zeitersparnis, gesünderer Essgewohnheiten, finanzieller Einsparungen, Stressreduktion, Konsistenz bei Ernährungszielen, erhöhter Vielfalt, größerem Ernährungsbewusstsein und Umweltverträglichkeit. Die regelmäßige Anwendung von Meal Prepping kann zu einem organisierteren, gesünderen und angenehmeren

Ansatz beim Essen führen, was sowohl das persönliche Wohlbefinden als auch die Auswirkungen auf die Umwelt verbessert.

Tipps und Tricks für erfolgreiches Meal-Prep

Für erfolgreiches Meal Prep ist es entscheidend, mit einem Plan zu beginnen. Entscheiden Sie zunächst, welche Mahlzeiten Sie für die Woche vorbereiten möchten. Berücksichtigen Sie Ihren Zeitplan und Ihre Ernährungsbedürfnisse, um die Anzahl der Frühstücke, Mittagessen, Abendessen und Snacks zu bestimmen, die Sie benötigen. Schreiben Sie ein Menü auf und erstellen Sie eine detaillierte Einkaufsliste, um sicherzustellen, dass Sie alle notwendigen Zutaten haben.

Organisieren Sie Ihren Einkauf, indem Sie die Artikel nach ihrer Platzierung im Laden gruppieren. Dies spart Zeit und macht Ihren Einkauf effizienter. Kaufen Sie frische Produkte, mageres Eiweiß, Vollkornprodukte und andere gesunde Grundnahrungsmittel, die in mehreren Rezepten verwendet werden können. Erwägen Sie den Kauf in größeren Mengen, um Geld zu sparen und die Anzahl der Einkaufsfahrten zu reduzieren.

Sobald Sie alle Zutaten haben, reservieren Sie sich eine bestimmte Zeit für das Meal Prep. Wählen Sie einen Tag, an dem Sie ein paar ununterbrochene Stunden zur Verfügung haben. Reinigen und räumen Sie Ihre Küche auf und stellen Sie sicher, dass alle Kochutensilien und Aufbewahrungsbehälter bereitstehen. Verwenden Sie eine Vielzahl von Behältern, wie Glasgefäße, wiederverwendbare Silikonbeutel und stapelbare Plastikbehälter, um Ihre vorbereiteten Mahlzeiten aufzubewahren.

Beginnen Sie damit, Ihr Obst und Gemüse zu waschen und zu schneiden. Dieser Schritt kann während der Woche eine enorme Zeitersparnis bedeuten. Teilen Sie das vorbereitete Gemüse und Obst in Portionen für Salate, Pfannengerichte, Snacks und andere Gerichte auf. Lagern Sie sie in luftdichten Behältern, um sie frisch zu halten.

Kochen Sie Ihr Eiweiß in großen Mengen. Backen, grillen oder braten Sie Hähnchenbrust, mageres Rindfleisch, Tofu oder Fisch und teilen Sie sie in Portionen für verschiedene Mahlzeiten. Auf diese Weise haben Sie eine fertige Eiweißquelle für Salate, Getreideschalen und Wraps.

Bereiten Sie Getreide und Hülsenfrüchte im Voraus zu. Kochen Sie eine große Menge Quinoa, braunen Reis oder Linsen und bewahren Sie sie im Kühlschrank auf. Diese können als Basis für verschiedene Mahlzeiten während der Woche dienen.

Erstellen Sie vielseitige Saucen und Dressings, die in mehreren Gerichten verwendet werden können. Selbstgemachte Vinaigrettes, Pesto und Joghurtdressings können den Geschmack Ihrer Mahlzeiten verbessern, ohne unnötige Kalorien hinzuzufügen. Lagern Sie sie in kleinen Gläsern, um sie leicht zugänglich zu machen.

Um Ihre Mahlzeiten spannend zu halten und Langeweile zu vermeiden, variieren Sie die Aromen und Texturen. Verwenden Sie verschiedene Kräuter, Gewürze und Marinaden, um Ihren Gerichten unterschiedliche

Geschmacksrichtungen zu verleihen. Wechseln Sie Ihre Rezepte wöchentlich, um eine abwechslungsreiche Ernährung zu gewährleisten.

Eine ordnungsgemäße Lagerung ist entscheidend für den Erfolg von Meal Prep. Beschriften Sie Ihre Behälter mit dem Inhalt und den Daten, um die Frische im Blick zu behalten. Platzieren Sie Artikel, die zuerst verbraucht werden müssen, vorne im Kühlschrank. Nutzen Sie Ihren Gefrierschrank für die langfristige Lagerung von vorbereiteten Mahlzeiten und Zutaten.

Bleiben Sie flexibel mit Ihrem Meal Prep. Manchmal ändern sich Pläne, und Sie müssen möglicherweise Ihr Menü anpassen. Halten Sie einige schnelle und einfache Backup-Optionen bereit, wie Dosenbohnen, gefrorenes Gemüse und Vollkornnudeln, für Tage, an denen Sie eine schnelle Mahlzeit benötigen.

Integrieren Sie Meal Prep in Ihre wöchentliche Routine, indem Sie sich regelmäßig Zeit dafür nehmen. Ob Sonntag nachmittags oder ein paar Abende unter der Woche, Konsistenz macht Meal Prep zur Gewohnheit. Beziehen Sie Ihre Familie oder Mitbewohner in den Prozess ein, um die Arbeit zu teilen und daraus eine unterhaltsame Aktivität zu machen.

Bewerten Sie Ihre Meal Prep-Strategie regelmäßig. Nehmen Sie Anpassungen vor, um die Effizienz zu verbessern und Ihre Mahlzeiten angenehm zu gestalten.

Mit diesen Tipps und Tricks können Sie Ihren Meal Prep-Prozess optimieren, Zeit sparen und sicherstellen, dass Sie immer gesunde, leckere Mahlzeiten bereit haben. Meal Prep unterstützt nicht nur eine ausgewogene Ernährung, sondern hilft Ihnen auch, organisiert zu bleiben und den Stress des täglichen Kochens zu reduzieren.

Wichtige Utensilien und Zutaten

Wenn es um Meal Prep geht, können die richtigen Werkzeuge und Zutaten den entscheidenden Unterschied machen, um Effizienz und Erfolg sicherzustellen. Wesentliche Utensilien und Zutaten sind entscheidend, um den Prozess zu optimieren, Zeit zu sparen und die Qualität Ihrer Mahlzeiten zu erhalten.

Hochwertige, scharfe Messer sind unverzichtbar. Ein Kochmesser, ein Schälmesser und ein Wellenschliffmesser decken die meisten Ihrer Schneid-, Hack- und Schneideanforderungen ab. In ein gutes Messerset zu investieren, kann Ihre Vorbereitungszeit erheblich verkürzen und die Präzision Ihrer Schnitte verbessern.

Ein Satz Schneidebretter ist für Lebensmittelsicherheit und Effizienz unerlässlich. Mehrere Bretter helfen, Kreuzkontaminationen zu verhindern, insbesondere wenn Sie rohes Fleisch und Gemüse getrennt verarbeiten. Wählen Sie Bretter, die stabil und leicht zu reinigen sind, wie solche aus Bambus oder Kunststoff.

Messbecher und -löffel sorgen für Genauigkeit in Ihren Rezepten und helfen Ihnen, konsistente Ergebnisse zu erzielen. Egal, ob Sie trockene Zutaten wie Mehl und Zucker oder Flüssigkeiten wie Öl und Milch abmessen, es kann sehr hilfreich sein, sowohl Standard- als auch metrische Sets zu haben.

Rührschüsseln in verschiedenen Größen sind notwendig zum Kombinieren von Zutaten, Marinieren von Proteinen und Mischen von Salaten. Edelstahlschüsseln, Glas- oder hochwertige Kunststoffschüsseln sind langlebige Optionen, die leicht zu reinigen und zu lagern sind.

Ein Satz hochwertiger Töpfe und Pfannen ist grundlegend für das Kochen einer Vielzahl von Mahlzeiten. Antihaftpfannen sind ideal zum Anbraten von Gemüse und zum Kochen empfindlicher Speisen wie Fisch oder Eier. Edelstahltöpfe eignen sich hervorragend für die Zubereitung von Suppen, Eintöpfen und zum Kochen von Pasta.

Backbleche und Bratpfannen sind vielseitige Werkzeuge für die Meal Prep. Sie eignen sich perfekt zum Rösten von Gemüse, Backen von Hähnchenbrust oder zur Zubereitung von Blechgerichten. Achten Sie auf robuste Optionen, die die Wärme gleichmäßig verteilen, um ein gleichmäßiges Garen zu gewährleisten.

Aufbewahrungsbehälter sind vielleicht das wichtigste Element der Meal Prep. Wählen Sie Behälter, die BPA-frei, mikrowellengeeignet und in verschiedenen Größen erhältlich sind, um unterschiedliche Portionen zu fassen. Glasbehälter sind eine ausgezeichnete Wahl wegen ihrer Haltbarkeit und der Möglichkeit, sie vom Gefrierschrank direkt in den Ofen zu stellen.

Ein Slow Cooker oder Instant Pot kann ein Wendepunkt für die Meal Prep sein. Diese Geräte ermöglichen es Ihnen, große Mengen an Lebensmitteln mit minimalem Aufwand zuzubereiten, sodass Sie Zeit für andere Aufgaben haben. Sie eignen sich perfekt zur Zubereitung von Suppen, Eintöpfen und sogar einigen Desserts.

Mixer und Küchenmaschinen sind unverzichtbar für die Zubereitung von Smoothies, Suppen, Saucen und zum Hacken von Gemüse. Sie können die Zeit, die für manuelles Hacken und Mischen aufgewendet wird, erheblich reduzieren.

Eine digitale Küchenwaage ist ein ausgezeichnetes Werkzeug für präzise Messungen, insbesondere für diejenigen, die spezifischen Ernährungsplänen folgen. Sie hilft, die Portionsgrößen genau und konsistent zu halten.

Bei den wesentlichen Zutaten sollte Ihre Speisekammer mit Grundlagen wie Olivenöl, Kokosöl und verschiedenen Essigen (wie Apfelwein und Balsamico) ausgestattet sein, die eine Grundlage für viele Rezepte bieten. Getrocknete Kräuter und Gewürze wie Basilikum, Oregano, Kreuzkümmel, Paprika und Knoblauchpulver verleihen Geschmack, ohne zusätzliche Kalorien oder Salz.

Konserven wie Bohnen, Tomaten und Kokosmilch sind vielseitig und haben eine lange Haltbarkeit. Sie eignen sich perfekt für schnelle Mahlzeiten und können in einer Vielzahl von Rezepten verwendet werden, von Suppen bis zu Currys.

Vollkornprodukte wie Quinoa, brauner Reis und Hafer sind nahrhafte Grundnahrungsmittel, die die Basis vieler Mahlzeiten bilden können. Sie sind leicht in großen Mengen zuzubereiten und gut zu lagern.

Mageres Eiweiß wie Hähnchenbrust, Putenhackfleisch, Tofu und Fisch sind unerlässlich für ausgewogene Mahlzeiten. Der Kauf in großen Mengen und das Einfrieren von Portionen können Zeit und Geld sparen.

Frisches Gemüse und Obst sollten ein fester Bestandteil Ihrer Meal Prep-Routine sein. Sie liefern wichtige Vitamine und Mineralstoffe und können in einer Vielzahl von Gerichten verwendet werden. Entscheiden Sie sich für saisonale Produkte, um den besten Geschmack und Preis zu erhalten.

Nüsse, Samen und Trockenfrüchte sind hervorragend, um Ihren Mahlzeiten Textur und Nährstoffe hinzuzufügen. Sie eignen sich hervorragend für Snacks, Salate und als Zusatz zu Joghurt oder Haferflocken.

Schließlich sind Milchprodukte oder Alternativen wie griechischer Joghurt, Mandelmilch und Käse nützlich, um Cremigkeit und Geschmack zu Ihren Mahlzeiten hinzuzufügen. Sie können in Frühstücksschalen, Smoothies und als Toppings für verschiedene Gerichte verwendet werden.

Diese wesentlichen Utensilien und Zutaten zur Hand zu haben, wird den Meal Prep-Prozess nicht nur reibungsloser gestalten, sondern auch sicherstellen, dass Sie eine Vielzahl von gesunden, köstlichen Optionen zur Verfügung haben, die Woche über.

Kapitel 1: Frühstücksideen

Einfache Frühstücksrezepte

Der Start in den Tag mit einem nahrhaften und zufriedenstellenden Frühstück setzt einen positiven Ton für den Rest des Tages. Einfache Frühstücksrezepte eignen sich ideal für die Meal Prep, da sie im Voraus zubereitet werden können, was Zeit an hektischen Morgen spart und sicherstellt, dass eine gesunde Option jederzeit verfügbar ist.

Overnight Oats sind eine vielseitige und einfache Frühstücksoption, die nach Ihrem Geschmack angepasst werden kann. Kombinieren Sie Haferflocken mit Ihrer Wahl an Milch oder Joghurt und lassen Sie sie über Nacht im Kühlschrank quellen. Am Morgen können Sie Toppings wie frisches Obst, Nüsse, Samen oder einen Tropfen Honig hinzufügen, um zusätzlichen Geschmack und Nährwert zu erhalten. Variationen wie die Zugabe von Chiasamen für extra Ballaststoffe oder Kakaopulver für einen schokoladigen Twist halten Ihr Frühstück interessant.

Chia-Pudding ist ein weiteres schnelles und nahrhaftes Frühstück, das sich perfekt für die Meal Prep eignet. Mischen Sie Chiasamen mit Milch oder einer laktosefreien Alternative und lassen Sie die Mischung für ein paar Stunden oder über Nacht im Kühlschrank stehen, bis sie eindickt. Mit Vanilleextrakt, Ahornsirup oder Fruchtpüree aromatisiert, bietet Chia-Pudding einen zufriedenstellenden und ballaststoffreichen Start in den Tag. Verfeinern Sie ihn mit frischen Beeren, Nüssen oder Kokosflocken für zusätzliche Textur und Geschmack.

Frühstücksburritos sind eine ausgezeichnete Option für diejenigen, die ein herzhaftes Frühstück bevorzugen. Bereiten Sie Rühreier, gekochtes Gemüse wie Paprika, Zwiebeln und Spinat sowie Ihr gewünschtes Protein wie Wurst oder Bohnen vor. Wickeln Sie die Mischung in eine Vollkorn-Tortilla und frieren Sie einzelne Burritos ein. Am Morgen können Sie diese einfach in der Mikrowelle oder im Ofen aufwärmen für eine schnelle und sättigende Mahlzeit.

Griechische Joghurt-Parfaits sind nicht nur einfach zuzubereiten, sondern auch reich an Protein und Probiotika. Schichten Sie griechischen Joghurt mit Granola und frischem Obst in Gläsern für ein Frühstück zum Mitnehmen. Sie können verschiedene Geschmacksrichtungen kreieren, indem Sie verschiedene Früchte wie Beeren, Bananen oder Äpfel verwenden und mit Nüssen oder Samen für extra Crunch bestreuen.

Smoothie-Packs sind eine effiziente Möglichkeit, sicherzustellen, dass Sie ein ausgewogenes Frühstück erhalten. Portionieren Sie Obst, Gemüse und eventuelle Zusatzstoffe wie Proteinpulver oder Leinsamen in Gefrierbeutel. Am Morgen mischen Sie einfach einen Packungsinhalt mit Ihrer Wahl an Flüssigkeit, wie Mandelmilch oder Kokoswasser, für ein schnelles, nährstoffreiches Frühstück. Diese Methode spart nicht nur Zeit, sondern hilft auch bei der Portionskontrolle.

Mini-Ei-Muffins sind eine praktische und proteinreiche Frühstücksoption. Schlagen Sie Eier mit Ihren Lieblingsgemüsen, Käse und Gewürzen auf und gießen Sie die Mischung in eine Muffinform. Backen Sie, bis sie fest sind, und Sie haben eine Menge an einfach aufzuwärmenden

Mini-Frittatas, die die ganze Woche über genossen werden können. Sie sind perfekt für ein schnelles Frühstück unterwegs oder als Snack.

Selbstgemachte Frühstücksriegel sind eine weitere praktische Meal-Prep-Idee. Kombinieren Sie Haferflocken, Nussbutter, Honig und Zusatzstoffe wie Trockenfrüchte oder Schokoladenstückchen. Drücken Sie die Mischung in eine Backform, kühlen Sie sie, bis sie fest ist, und schneiden Sie sie in Riegel. Diese Riegel sind nicht nur praktisch, sondern auch an verschiedene diätetische Vorlieben und Geschmacksrichtungen anpassbar.

Pfannkuchen oder Waffeln können ebenfalls im Voraus zubereitet und im Gefrierfach aufbewahrt werden. Bereiten Sie Ihren Teig wie gewohnt vor, backen Sie Pfannkuchen oder Waffeln und lassen Sie sie abkühlen, bevor Sie sie einfrieren. Am Morgen können Sie diese einfach im Toaster oder in der Mikrowelle aufwärmen. Kombinieren Sie sie mit frischem Obst oder einem Löffel Joghurt für ein ausgewogenes Frühstück.

Die Integration dieser einfachen Frühstücksrezepte in Ihre Meal-Prep-Routine stellt sicher, dass Sie Ihren Tag mit gesunden, nahrhaften Mahlzeiten beginnen. Sie bieten eine Vielzahl von Optionen, ob süß oder herzhaft, und bieten den Komfort eines fertigen Frühstücks, was Ihnen hilft, einen gesunden Lebensstil auch bei einem vollen Terminplan aufrechtzuerhalten.

Overnight Oats mit Früchten

Zutaten:

- 1 Tasse Haferflocken

- 1 Tasse Milch oder eine laktosefreie Alternative (wie Mandel-, Soja- oder Hafermilch)
- 1/2 Tasse griechischer Joghurt (optional, für zusätzliche Cremigkeit und Protein)
- 1 Esslöffel Chiasamen (optional, für extra Ballaststoffe und Omega-3-Fettsäuren)
- 1 Esslöffel Honig oder Ahornsirup (nach Geschmack anpassen)
- 1/2 Teelöffel Vanilleextrakt
- 1/2 Tasse frische oder gefrorene Früchte (wie Beeren, Apfelstücke oder Bananenscheiben)
- Zusätzliche Toppings (wie Nüsse, Samen oder Granola) für zusätzliche Textur und Geschmack

Anleitung:

1. In einer Rührschüssel oder einem Einmachglas die Haferflocken, Milch, griechischen Joghurt (falls verwendet), Chiasamen (falls verwendet), Honig oder Ahornsirup und Vanilleextrakt kombinieren. Gut umrühren, um sicherzustellen, dass die Haferflocken gleichmäßig mit der Flüssigkeit und dem Süßstoff bedeckt sind.
2. Die Früchte Ihrer Wahl vorsichtig unterheben. Falls Sie gefrorene Früchte verwenden, lassen Sie diese vorher leicht auftauen.
3. Die Schüssel oder das Glas abdecken und über Nacht oder mindestens 4 Stunden im Kühlschrank aufbewahren. Dies ermöglicht es den Haferflocken, die Flüssigkeit aufzunehmen und weich zu werden.

4. Am Morgen die Haferflocken gut umrühren. Falls die Mischung zu dick ist, fügen Sie einen Schuss Milch hinzu, um die gewünschte Konsistenz zu erreichen.

5. Vor dem Servieren Ihre Lieblings-Toppings hinzufügen, wie frische Früchte, Nüsse, Samen oder Granola.

Nährwertangaben (pro Portion):

- Kalorien: Ungefähr 300-350 kcal (variabel je nach Zutaten und Portion)

- Protein: 8-12 Gramm

- Kohlenhydrate: 40-50 Gramm

- Ballaststoffe: 6-8 Gramm

- Zucker: 12-15 Gramm (einschließlich natürlicher Zucker aus Früchten)

- Fett: 6-8 Gramm (variiert je nach Art der Milch und optionalen Zutaten)

Portionsgröße: 1 Portion entspricht ungefähr 1 Tasse vorbereiteten Overnight Oats.

Zubereitungszeit: Vorbereitungszeit: 10 Minuten Kühlzeit: 4 Stunden oder über Nacht

Chia-Pudding mit Beeren

Zutaten:

- 1/4 Tasse Chiasamen

- Ein Becher Mandelmilch (oder eine andere Milch nach deiner Wahl)

- 1 Esslöffel Honig oder Ahornsirup
- 1/2 Teelöffel Vanilleextrakt
- 1/2 Tasse gemischte Beeren (wie Erdbeeren, Blaubeeren, Himbeeren und Brombeeren)
- Frische Minzblätter (optional, zum Garnieren)

Anleitung:

1. In einer mittelgroßen Schüssel oder einem Glas die Chiasamen, Mandelmilch, Honig oder Ahornsirup und Vanilleextrakt vermengen. Gut umrühren, um sicherzustellen, dass die Chiasamen gleichmäßig verteilt sind und keine Klumpen bilden.
2. Die Schüssel oder das Glas abdecken und mindestens 4 Stunden oder über Nacht im Kühlschrank lassen. Die Chiasamen nehmen die Flüssigkeit auf und quellen auf, wodurch eine dicke, puddingartige Konsistenz entsteht.
3. Vor dem Servieren das Chia-Pudding gut umrühren, um eventuelle Klumpen zu lösen und eine glatte Textur zu erzielen.
4. Das Chia-Pudding mit gemischten Beeren toppen und nach Belieben mit frischen Minzblättern garnieren.
5. Sofort servieren oder im Kühlschrank bis zu 4 Tage aufbewahren.

Nährwertangaben (pro Portion, bei 2 Portionen):

- Kalorien: 220
- Eiweiß: 6 Gramm
- Kohlenhydrate: 30 Gramm
- Ballaststoffe: 12 Gramm
- Zucker: 15 Gramm

- Fett: 9 Gramm

- Gesättigte Fettsäuren: 0,5 Gramm

- Omega-3-Fettsäuren: 3 Gramm

- Calcium: 350 mg

- Eisen: 3 mg

Portionsgröße:

- 1 Tasse Chia-Pudding (ungefähr 1/2 Tasse zubereitetes Chia-Pudding pro Portion, getoppt mit 1/4 Tasse gemischten Beeren)

Zubereitungszeit:

- Vorbereitungszeit: 10 Minuten
- Kühlzeit: 4 Stunden oder über Nacht

Smoothie-Packs

Zutaten:

1. **Obst:** Wählen Sie eine Vielzahl von Früchten für ausgewogenen Geschmack und Nährwert. Übliche Optionen sind:
   - 1 Tasse gefrorene Beeren (Erdbeeren, Heidelbeeren, Himbeeren)
   - 1 Banane, geschält und in Scheiben geschnitten
   - 1/2 Tasse gefrorene Mango-Stücke
   - 1/2 Tasse gefrorene Ananas-Stücke
2. **Gemüse (optional):** Die Zugabe von Gemüse kann den Nährwert Ihrer Smoothies erhöhen. Erwägen Sie:
   - 1/2 Tasse gefrorener Spinat oder Grünkohl

- 1/2 Avocado, geschält und in Scheiben geschnitten

3. **Flüssige Basis:** Wählen Sie eine Flüssigkeit, um die Zutaten glatt zu mixen. Optionen sind:
   - 1 Tasse Mandelmilch
   - 1 Tasse Kokoswasser
   - 1 Tasse normale Milch (Tiermilch oder pflanzlich)

4. **Zusätzliche Zutaten (optional):**
   - 1 Esslöffel Chiasamen
   - 1 Esslöffel Leinsamen
   - 1 Portion Proteinpulver
   - 1 Esslöffel Honig oder Ahornsirup (falls zusätzliche Süße gewünscht ist)

Anleitung:

1. **Zutaten vorbereiten:** Waschen, schälen und schneiden Sie frisches Obst und Gemüse nach Bedarf. Messen Sie die entsprechenden Mengen für jedes Smoothie-Pack ab.

2. **Smoothie-Packs zusammenstellen:** Legen Sie die vorbereiteten Früchte und Gemüse in einzelne gefriergeeignete Beutel oder Behälter. Falls verwendet, fügen Sie Chiasamen, Leinsamen und Proteinpulver zu jedem Beutel hinzu.

3. **Verschließen und einfrieren:** Verschließen Sie die Beutel oder Behälter fest, um Gefrierbrand zu verhindern. Beschriften Sie jedes Pack nach Bedarf mit Datum und Inhalt. Lagere im Eismeer für maximal 90 Tage.

4. **Mixen:** Wenn Sie bereit sind, einen Smoothie zuzubereiten, nehmen Sie ein Pack aus dem Gefrierschrank. Geben Sie den Inhalt in einen

Mixer, gießen Sie Ihre Wahl der Flüssigkeitsbasis dazu und mixen Sie, bis die Mischung glatt ist. Optimiere die Homogenität, indem du bei Bedarf zusätzliche Flüssigkeit hinzufügst. Für einen dickeren Smoothie fügen Sie Eiswürfel oder zusätzliches gefrorenes Obst hinzu.

Nährwertinformationen (pro Portion, basierend auf einem typischen Obst- und Gemüse-Smoothie-Pack mit 1 Tasse Mandelmilch und ohne zusätzliche Zutaten):

- Kalorien: 250
- Eiweiß: 4g
- Kohlenhydrate: 50g
- Ballaststoffe: 7g
- Zucker: 30g
- Fett: 6g
- Gesättigte Fettsäuren: 0,5g
- Vitamin C: 70% des Tagesbedarfs
- Calcium: 30% des Tagesbedarfs
- Eisen: 10% des Tagesbedarfs

Portionsgröße: 1 Portion (1 Smoothie-Pack + 1 Tasse Flüssigkeitsbasis)

Zubereitungszeit: Vorbereitungszeit: 10 Minuten (zum Zusammenstellen der Smoothie-Packs) Mixzeit: 1-2 Minuten (pro Smoothie)

Frühstücks-Muffins

Zutaten:

- 1 ½ Tassen Vollkornmehl

- ½ Tasse Haferflocken

- ¼ Tasse Honig oder Ahornsirup

- 1/3 Tasse ungesüßtes Apfelmus

- ½ Tasse griechischer Joghurt

- 2 große Eier

- 1 Teelöffel Backpulver

- ½ Teelöffel Natron

- ¼ Teelöffel Salz

- 1 Tasse frische oder gefrorene Blaubeeren (oder anderes Obst wie gewürfelte Äpfel oder Bananen)

- 1 Teelöffel Vanilleextrakt

- Optional: ¼ Tasse gehackte Nüsse (z. B. Walnüsse oder Mandeln) oder Samen (z. B. Chia- oder Leinsamen)

Anleitung:

1. Heizen Sie den Ofen auf 175°C (350°F) vor. Legen Sie ein Muffinblech mit Papierförmchen aus oder fetten Sie die Mulden leicht ein.

2. In einer großen Schüssel das Vollkornmehl, die Haferflocken, das Backpulver, das Natron und das Salz vermengen. Gut mischen, um eine gleichmäßige Verteilung der Treibmittel sicherzustellen.

3. In einer anderen Schüssel den Honig (oder Ahornsirup), das Apfelmus, den griechischen Joghurt, die Eier und den Vanilleextrakt glatt rühren, bis sie gut miteinander vermischt sind.

4. Die feuchten Zutaten nach und nach zu den trockenen Zutaten geben und vorsichtig umrühren, bis alles gerade so kombiniert ist. Nicht zu viel rühren.
5. Die Blaubeeren (oder das gewünschte Obst) sowie optional die Nüsse oder Samen vorsichtig unterheben.
6. Den Teig gleichmäßig auf die Muffinförmchen verteilen, dabei jede Form etwa zu ¾ füllen.
7. 18-22 Minuten backen, bis ein Zahnstocher, der in die Mitte eines Muffins gesteckt wird, sauber herauskommt.
8. Die Muffins 5 Minuten in der Form auskühlen lassen, dann auf ein Kuchengitter setzen und vollständig auskühlen lassen.

Nährwertangaben:

Pro Muffin (basierend auf 12 Muffins):

- Kalorien: 150
- Eiweiß: 5g
- Kohlenhydrate: 22g
- Ballaststoffe: 3g
- Zucker: 8g
- Fett: 5g
- Gesättigte Fette: 1g
- Cholesterin: 40mg
- Natrium: 150mg

Portionsgröße:

1 Muffin

Kochzeit:

Vorbereitungszeit: 10 Minuten Backzeit: 18-22 Minuten Abkühlzeit: 10 Minuten

<u>Quinoa-Frühstücksschalen</u>

Zutaten:

- 1 Tasse Quinoa
- 2 Tassen Wasser oder fettfreie Gemüsebrühe
- 1 Esslöffel Olivenöl
- 1/2 Teelöffel Salz
- 1/2 Teelöffel schwarzer Pfeffer
- 1/2 Teelöffel gemahlener Zimt (optional)
- 1 Tasse frische Beeren (z. B. Blaubeeren, Erdbeeren oder Himbeeren)
- 1 Banane, in Scheiben geschnitten
- 1/4 Tasse gehackte Nüsse (z. B. Mandeln, Walnüsse oder Pekannüsse)
- 1 Esslöffel Chiasamen
- 1 Esslöffel Honig oder Ahornsirup
- 1/2 Tasse griechischer Joghurt (optional)

Anleitung:

1. Die Quinoa unter kaltem Wasser abspülen, um Bitterstoffe zu entfernen.
2. In einem mittelgroßen Topf die Quinoa und Wasser oder Gemüsebrühe vermengen. Zum Kochen bringen.

<u>30</u>

3. Die Hitze auf niedrig reduzieren, abdecken und etwa 15 Minuten köcheln lassen, bis die Quinoa gar und die Flüssigkeit aufgesogen ist.

4. Entferne die Hitze und lass es bedeckt für 5 Minuten ruhen. Mit einer Gabel auflockern.

5. Während die Quinoa kocht, die Toppings vorbereiten. Die frischen Beeren waschen und die Banane in Scheiben schneiden.

6. In einer kleinen Schüssel die gehackten Nüsse mit Chiasamen vermengen.

7. Die gekochte Quinoa gleichmäßig auf die Servierschalen verteilen.

8. Jede Schale mit frischen Beeren, Bananenscheiben und der Nuss-Samen-Mischung belegen.

9. Mit Honig oder Ahornsirup beträufeln.

10. Optional kann ein Klecks griechischer Joghurt für zusätzliche Cremigkeit hinzugefügt werden.

Nährwertangaben (pro Portion, bei insgesamt 4 Portionen):

- Kalorien: 320
- Eiweiß: 10g
- Kohlenhydrate: 50g
- Ballaststoffe: 7g
- Zucker: 15g
- Fett: 10g
- Gesättigte Fettsäuren: 1g
- Natrium: 180mg

Portionsgröße: 1 Tasse gekochte Quinoa, belegt mit Beeren, Banane, Nüssen und einem Spritzer Honig oder Ahornsirup.

Kochzeit:

- Vorbereitung: 10 Minuten
- Kochen: 15 Minuten
- Gesamt: 25 Minuten

Herzhaftes Frühstück

Wenn es um die Vorbereitung herzhaftes Frühstück geht, kann eine Vielzahl von köstlichen und nahrhaften Optionen den Tag positiv beginnen. Herzhaftes Frühstück ist nicht nur sättigend, sondern liefert auch wichtige Nährstoffe und Energie, um den Morgen richtig zu starten. Hier sind einige hervorragende Ideen für herzhafte Frühstücksoptionen, die sich ideal für die Meal Prep eignen.

Eine beliebte Wahl ist ein Frühstücksauflauf. Diese Aufläufe sind ideal für die Vorbereitung in großen Mengen und können im Kühlschrank oder Gefrierschrank aufbewahrt werden. Zutaten wie Eier, Gemüse und mageres Fleisch können kombiniert werden, um eine sättigende und ausgewogene Mahlzeit zu schaffen. Ein Beispiel ist ein Gemüselastiger Auflauf mit Spinat, Paprika und Zwiebeln, kombiniert mit Eiern und ein wenig Käse, der im Voraus gebacken und für mehrere Tage portioniert werden kann.

Eine weitere großartige Option sind Frühstücks-Burritos. Diese sind vielseitig und können nach Geschmack und diätetischen Bedürfnissen angepasst werden. Beginnen Sie mit einer Vollkorn- oder kohlenhydratarmen Tortilla und füllen Sie sie mit Rührei, schwarzen Bohnen, gewürfelten Tomaten, Avocado und etwas Käse. Sie können eine Charge dieser Burritos vorbereiten, einzeln einwickeln und einfrieren, um ein schnelles Frühstück zum Mitnehmen zu haben.

Eiermuffins oder Frittatas sind ebenfalls hervorragend für die Meal Prep geeignet. Diese können in einer Muffinform oder einer Backform zubereitet werden und sind leicht mit verschiedenen Zutaten wie Pilzen, Spinat, Wurst oder Speck anpassbar. Sie sind einfach zuzubereiten, halten sich gut im Kühlschrank und können schnell für ein nahrhaftes Frühstück aufgewärmt werden.

Ein herzhaftes Frühstücks-Bowl ist eine weitere nahrhafte und praktische Idee für die Meal Prep. Beginnen Sie mit einer Basis aus Quinoa oder braunem Reis, dann toppen Sie es mit gekochtem Protein wie Hähnchen, Pute oder Tofu. Fügen Sie eine Vielzahl von Gemüse wie Süßkartoffeln, Grünkohl oder Brokkoli hinzu und beenden Sie es mit einer geschmackvollen Sauce oder Dressing. Diese Bowls sind nicht nur sättigend, sondern bieten auch eine ausgewogene Mahlzeit mit vielen Vitaminen, Mineralstoffen und Eiweiß.

Für eine einfachere Option können Sie herzhaftes Porridge in Betracht ziehen. Dies mag ungewöhnlich erscheinen, aber herzhaftes Porridge kann ein köstliches und befriedigendes Frühstück sein. Bereiten Sie Ihre Haferflocken wie gewohnt zu und rühren Sie Zutaten wie Spinat, Pilze und ein pochiertes Ei unter. Sie können mit Salz, Pfeffer und einem Spritzer Hot Sauce für zusätzlichen Geschmack würzen. Diese Mahlzeit ist schnell zuzubereiten und kann an Ihre Lieblingszutaten angepasst werden.

Eine weitere einfache Meal-Prep-Idee ist die Zubereitung von proteinreichen Frühstückspatties. Mischen Sie gemahlenes Truthahn- oder Hähnchenfleisch mit Gewürzen, Kräutern und fein gehacktem Gemüse. Formen Sie die Mischung zu Patties und braten Sie sie im Voraus. Diese können im Kühlschrank oder Gefrierschrank aufbewahrt werden und sind perfekt, um sie mit Eiern oder als Bestandteil einer Frühstücksbowl zu kombinieren.

Beim Meal Prepping herzhaften Frühstücks sollten Sie auch gesunde Fette für zusätzliche Zufriedenheit und Geschmack hinzufügen. Zutaten wie Avocado, Nüsse oder Samen können in Ihre Frühstücksgerichte integriert werden, um eine cremige Textur und wichtige Nährstoffe zu bieten. Zum Beispiel kann das Hinzufügen von ein paar Scheiben Avocado zu Ihrem Frühstücksburrito oder Ihrer Bowl den Geschmack und das Nährstoffprofil der Mahlzeit verbessern.

Zusätzlich können verschiedene Kräuter und Gewürze den Geschmack Ihrer Frühstücksgerichte ohne zusätzliche Kalorien erhöhen. Frische Kräuter wie Koriander, Petersilie oder Schnittlauch können eine frische Note hinzufügen, während Gewürze wie Kreuzkümmel, Paprika oder Kurkuma Tiefe und Wärme in Ihre Mahlzeiten bringen.

Die richtige Aufbewahrung ist entscheidend, um die Qualität Ihrer Meal Prep zu erhalten. Verwenden Sie luftdichte Behälter, um Ihre herzhaften Frühstücke frisch zu halten und Geschmacksverlust zu verhindern. Das

Beschriften der Behälter mit Daten kann ebenfalls hilfreich sein, um sicherzustellen, dass Sie Ihre Mahlzeiten innerhalb des optimalen Zeitrahmens konsumieren.

Durch die Integration dieser herzhaften Frühstücksideen in Ihre Meal-Prep-Routine können Sie eine Vielzahl von köstlichen, nahrhaften und praktischen Optionen genießen, die Sie den ganzen Morgen über energetisch und satt halten.

Frühstücks-Burritos

Zutaten:

- 4 große Vollkorn- oder kohlenhydratarme Tortillas
- 6 große Eier
- 1 Tasse gekochte schwarze Bohnen (abgetropft und abgespült)
- 1 Tasse gewürfelte Tomaten
- 1 Avocado, gewürfelt
- 1/2 Tasse gehackter frischer Koriander
- 1/2 Tasse gewürfelte rote Zwiebel
- 1 Tasse gekochte, zerbröselte Putenwurst oder Speck
- 1 Esslöffel Olivenöl oder Kochspray
- Salz und Pfeffer nach Geschmack
- Optional: Salsa oder scharfe Soße zum Servieren

Anleitung:

1. **Zutaten vorbereiten:** In einer mittelgroßen Schüssel die Eier mit einer Prise Salz und Pfeffer verquirlen. Beiseite stellen. Die Avocado würfeln, den Koriander hacken und die rote Zwiebel würfeln.

2. **Eier kochen:** Olivenöl in einer beschichteten Pfanne bei mittlerer Hitze erhitzen oder mit Kochspray besprühen. Die verquirlten Eier in die Pfanne geben und unter gelegentlichem Rühren kochen, bis sie vollständig gestockt, aber noch feucht sind. Vom Herd nehmen.

3. **Tortillas erwärmen:** In einer separaten Pfanne die Tortillas bei mittlerer Hitze etwa 30 Sekunden auf jeder Seite erwärmen, bis sie biegsam sind. Warmhalten, indem Sie sie in ein sauberes Küchentuch wickeln.

4. **Burritos zusammenstellen:** Jede Tortilla auf eine saubere Fläche legen. Die Rühreier, schwarzen Bohnen, gewürfelten Tomaten, geriebenen Käse, Avocado, zerbröselte Wurst oder Speck, gehackten Koriander und gewürfelte rote Zwiebel gleichmäßig auf den Tortillas verteilen.

5. **Burritos einwickeln:** Die Seiten jeder Tortilla einklappen und dann von unten her aufrollen, dabei die Füllung nach Bedarf nach innen drücken, um ein festes Einwickeln zu gewährleisten.

6. **Burritos (optional) braten:** Für eine knusprigere Textur können die gewickelten Burritos in einer Pfanne gebraten werden. Die Pfanne bei mittlerer Hitze erhitzen und jeden Burrito mit der Naht nach unten braten, bis er goldbraun und knusprig ist, etwa 2-3 Minuten pro Seite.

7. **Servieren oder aufbewahren:** Die Burritos warm servieren, nach Belieben mit Salsa oder scharfer Soße. Für die Meal Prep die Burritos leicht abkühlen lassen, dann jeden einzeln in Folie oder Frischhaltefolie wickeln. Im Kühlschrank bis zu 4 Tage oder im Gefrierschrank bis zu 3 Monate aufbewahren.

Nährwertinformationen (pro Portion, bei 1 Burrito pro Portion):

- Kalorien: 350

- Eiweiß: 20 Gramm

- Kohlenhydrate: 35 Gramm

- Ballaststoffe: 7 Gramm

- Zucker: 3 Gramm

- Gesamtfett: 15 Gramm

- Gesättigte Fettsäuren: 6 Gramm

- Cholesterin: 220 Milligramm

- Natrium: 600 Milligramm

Portionsgröße: 1 Burrito

Zubereitungszeit:

- Vorbereitungszeit: 15 Minuten

- Kochzeit: 10 Minuten

- Gesamtzeit: 25 Minuten

Rührei-Muffins

Zutaten:

- 6 große Eier

- 1/2 Tasse Milch (jede Art, wie Vollmilch, Mandelmilch oder fettarme Milch)

- 1 Tasse geriebener Käse (Cheddar, Mozzarella oder eine Mischung)

- 1 Tasse gekochte und zerbröselte Wurst oder gewürfelter Schinken

- 1/2 Tasse gewürfelte Paprika (jede Farbe)

- 1/2 Tasse gewürfelte Zwiebeln

- 1/2 Tasse gehackter Spinat oder Grünkohl

- 1/4 Tasse gehackte Tomaten (optional)
- 1/2 Teelöffel Knoblauchpulver
- 1/2 Teelöffel Zwiebelpulver
- 1/4 Teelöffel schwarzer Pfeffer
- 1/4 Teelöffel Salz
- 1 Esslöffel Olivenöl oder Kochspray

Anleitung:

1. Heizen Sie Ihren Ofen auf 190°C (375°F) vor. Fetten Sie ein Muffinblech leicht mit Olivenöl oder Kochspray ein, um ein Ankleben zu verhindern.
2. Schlagen Sie in einer großen Schüssel die Eier und die Milch gut zusammen.
3. Fügen Sie den geriebenen Käse, die zerbröselte Wurst oder den gewürfelten Schinken, die gewürfelten Paprika, die gewürfelten Zwiebeln, den gehackten Spinat oder Grünkohl und die gehackten Tomaten (wenn verwendet) zur Eimischung hinzu. Rühren Sie, bis alle Zutaten gleichmäßig verteilt sind.
4. Würzen Sie die Mischung mit Knoblauchpulver, Zwiebelpulver, schwarzem Pfeffer und Salz. Gut vermischen.
5. Gießen Sie die Eimischung gleichmäßig in die vorbereiteten Muffinförmchen, wobei Sie jedes Förmchen etwa 3/4 voll füllen.
6. Backen Sie die Muffins im vorgeheizten Ofen 18-20 Minuten lang oder bis die Eimuffins fest und leicht goldbraun oben sind. Wenn du einen Zahnpick in die Mitte steckst, sollte er sauber herauskommen.
7. Lassen Sie die Muffins einige Minuten in der Form abkühlen, bevor Sie sie auf ein Gitterrost zum vollständigen Auskühlen übertragen.

8. Nach dem Abkühlen können die Muffins in einem luftdichten Behälter im Kühlschrank bis zu 5 Tage aufbewahrt oder bis zu 3 Monate eingefroren werden. Vor dem Servieren in der Mikrowelle 30-45 Sekunden erwärmen.

Nährwertangaben (pro Muffin, basierend auf einem Rezept, das 12 Muffins ergibt):

- Kalorien: 130
- Gesamtfett: 9g
- Gesättigtes Fett: 4g
- Cholesterin: 170mg
- Natrium: 300mg
- Gesamte Kohlenhydrate: 2g
- Ballaststoffe: 0g
- Zucker: 1g
- Eiweiß: 10g

Portionsgröße:

Ein Muffin.

Kochzeit:

- Vorbereitungszeit: 10 Minuten
- Kochzeit: 18-20 Minuten
- Gesamtzeit: 28-30 Minuten

Avocado-Toast

Zutaten:

- 2 reife Avocados

- 4 Scheiben Vollkornbrot (oder nach Wahl)

- 1 mittelgroße Tomate, gewürfelt

- 1 kleine rote Zwiebel, fein gehackt

- 1 Knoblauchzehe, fein gehackt

- 2 Esslöffel frischer Zitronensaft

- 1 Esslöffel extra natives Olivenöl

- Salz und Pfeffer nach Geschmack

- Optionale Toppings: rote Pfefferflocken, frische Kräuter (wie Koriander oder Basilikum), ein Spritzer Balsamico-Glasur oder ein pochiertes Ei

Zubereitung:

1. **Avocados vorbereiten:** Schneiden Sie die Avocados in der Mitte durch, entfernen Sie den Kern und löffeln Sie das Fruchtfleisch in eine Schüssel. Zerdrücken Sie die Avocado mit einer Gabel, bis die gewünschte Konsistenz erreicht ist, entweder stückig oder glatt.

2. **Avocado würzen:** Fügen Sie den gehackten Knoblauch, Zitronensaft, Olivenöl, Salz und Pfeffer zur zerdrückten Avocado hinzu. Gut umrühren, um alles zu vermengen, und die Gewürze nach Bedarf anpassen.

3. **Toast vorbereiten:** Rösten Sie die Scheiben Vollkornbrot, bis sie goldbraun und knusprig sind.

4. **Toast anrichten:** Verteilen Sie eine großzügige Schicht der Avocado-Mischung auf jeder Scheibe geröstetem Brot.

5. **Toppings hinzufügen:** Streuen Sie die gewürfelte Tomate und die gehackte rote Zwiebel gleichmäßig über die Avocado. Wenn

gewünscht, fügen Sie optionale Toppings wie rote Pfefferflocken für etwas Schärfe, frische Kräuter für zusätzlichen Geschmack oder einen Spritzer Balsamico-Glasur für eine süße Note hinzu. Für zusätzliches Eiweiß können Sie das Brot mit einem pochierten Ei toppen.

6. **Servieren:** Sofort servieren für die beste Textur und den besten Geschmack. Wenn Sie Meal Prep machen, können Sie die Avocado-Mischung und die Toppings im Voraus vorbereiten, aber das Brot frisch rösten, um die Knusprigkeit zu erhalten.

Nährwertinformationen (pro Portion, basierend auf 1 Scheibe Toast mit Avocado und grundlegenden Toppings):

- Kalorien: 220
- Eiweiß: 4g
- Kohlenhydrate: 22g
- Ballaststoffe: 7g
- Zucker: 2g
- Fett: 14g
- Gesättigte Fettsäuren: 2g
- Natrium: 200mg

Portionsgröße: 1 Scheibe Toast

Zubereitungszeit:

- Vorbereitungszeit: 10 Minuten
- Kochzeit: 5 Minuten (zum Rösten des Brotes)
- Gesamtzeit: 15 Minuten

Avocado-Toast ist nicht nur schnell und einfach zuzubereiten, sondern bietet auch einen nahrhaften und zufriedenstellenden Start in den Tag. Durch die Anpassung der Toppings und Gewürze können Sie eine Vielzahl von Geschmacksrichtungen kreieren, um Ihr Frühstück spannend und genussvoll zu halten.

Frühstücks-Sandwiches

Zutaten:

- 2 Scheiben Vollkornbrot
- 2 Scheiben gebratenes Speck
- 1 großes Ei
- 1 Scheibe Cheddar-Käse
- 1 Esslöffel Butter
- Salz und Pfeffer nach Geschmack
- Optional: Salat, Tomaten, Avocadoscheiben

Anleitung:

1. **Speck braten:** In einer Pfanne bei mittlerer Hitze die Speckscheiben knusprig braten. Entfernen Sie vom Pan und entsorgen Sie auf Küchenpapier.
2. **Ei braten:** In derselben Pfanne Butter bei mittlerer bis niedriger Hitze schmelzen. Ei in die Pfanne schlagen und braten, bis das Eiweiß fest ist, das Eigelb aber noch flüssig (oder nach Wunsch durchgegart). Mit Salz und Pfeffer würzen.
3. **Brot rösten:** Die Brotscheiben bis zur goldbraunen Röstung toasten.

4. **Sandwich zusammenstellen:** Eine Scheibe Käse auf eine Scheibe Toast legen. Den gebratenen Speck darauflegen, gefolgt vom Ei. Optional: weitere Zutaten wie Salat, Tomaten oder Avocado hinzufügen. Mit der zweiten Scheibe Brot abdecken.

Nährwertinformationen (pro Portion):

- Kalorien: 380
- Eiweiß: 20g
- Kohlenhydrate: 28g
- Fett: 22g
- Ballaststoffe: 4g

Portionsgröße: 1 Sandwich

Kochzeit: 10 Minuten

Gemüse- und Hummus-Frühstücks-Sandwich

Zutaten:

- 2 Scheiben Vollkornbrot
- 3 Esslöffel Hummus
- 1/4 Avocado, in Scheiben geschnitten
- 1/4 Tasse geraspelte Karotten
- 1/4 Tasse Babyspinat
- 2 Scheiben Tomaten
- 1 Esslöffel Olivenöl (optional)

Anleitung:

1. **Gemüse vorbereiten:** Avocado in Scheiben schneiden, Karotten raspeln und Tomaten in Scheiben schneiden.

2. **Brot rösten:** Die Brotscheiben bis zur leichten Bräunung toasten.

3. **Hummus aufstreichen:** Hummus gleichmäßig auf eine Seite jeder Toastscheibe streichen.

4. **Sandwich zusammenstellen:** Auf eine Scheibe Brot die Avocado, geraspelte Karotten, Babyspinat und Tomatenscheiben schichten. Nach Belieben mit Olivenöl beträufeln. Mit der zweiten Scheibe Brot abdecken.

Nährwertinformationen (pro Portion):

- Kalorien: 330
- Eiweiß: 10g
- Kohlenhydrate: 45g
- Fett: 15g
- Ballaststoffe: 9g

Portionsgröße: 1 Sandwich

Kochzeit: 5 Minuten

Wurst- und Ei-Frühstücks-Muffin

Zutaten:

- 1 Vollkorn-Englisch Muffin
- 1 Frühstückswurst-Patty
- 1 großes Ei
- 1 Scheibe Schweizer Käse

- 1 Esslöffel Butter
- Salz und Pfeffer nach Geschmack

Anleitung:

1. **Wurst-Patty braten:** In einer Pfanne bei mittlerer Hitze die Wurst-Patty braten, bis sie vollständig gegart und auf beiden Seiten gebräunt ist. Herausnehmen und beiseite stellen.
2. **Ei braten:** In derselben Pfanne Butter bei mittlerer bis niedriger Hitze schmelzen. Ei in die Pfanne schlagen und braten, bis das Eiweiß fest und das Eigelb nach Wunsch gegart ist. Mit Salz und Pfeffer würzen.
3. **Muffin rösten:** Den Englisch Muffin in der Mitte teilen und bis zur goldbraunen Röstung toasten.
4. **Sandwich zusammenstellen:** Auf die untere Hälfte des Muffins das gebratene Wurst-Patty legen. Das Ei darauf platzieren, gefolgt von der Scheibe Schweizer Käse. Mit der oberen Muffinhälfte abdecken.

Nährwertinformationen (pro Portion):

- Kalorien: 400
- Eiweiß: 23g
- Kohlenhydrate: 30g
- Fett: 22g
- Ballaststoffe: 4g

Portionsgröße: 1 Sandwich

Kochzeit: 10 Minuten

Spinat- und Feta-Frühstücks-Wrap

Zutaten:

- 1 Vollkorn-Tortilla
- 1 Tasse frischer Spinat
- 1/4 Tasse zerbröckelter Feta-Käse
- 2 große Eier
- 1 Esslöffel Olivenöl
- Salz und Pfeffer nach Geschmack

Anleitung:

1. **Eier vorbereiten:** In einer Pfanne Olivenöl bei mittlerer Hitze erhitzen. Die Eier in die Pfanne schlagen und rühren, bis sie vollständig gegart sind. Mit Salz und Pfeffer würzen.
2. **Spinat hinzufügen:** Frischen Spinat in die Pfanne geben und 1-2 Minuten mitbraten, bis er zusammenfällt.
3. **Tortilla erwärmen:** Die Tortilla in einer separaten Pfanne oder Mikrowelle erwärmen.
4. **Wrap zusammenstellen:** Die Eier-Spinat-Mischung auf die Tortilla geben. Den zerbröckelten Feta-Käse darüberstreuen. Die Tortilla aufrollen, dabei die Seiten einklappen.

Nährwertinformationen (pro Portion):

- Kalorien: 350
- Eiweiß: 20g
- Kohlenhydrate: 30g
- Fett: 15g
- Ballaststoffe: 6g

Portionsgröße: 1 Wrap

Kochzeit: 10 Minuten

Diese herzhaften Frühstücks-Sandwiches bieten eine Vielzahl von Geschmacksrichtungen und Nährstoffen, um Ihren Tag zu beginnen und eignen sich hervorragend für die Vorbereitung und den Genuss während der Woche.

Süßkartoffel-Frühstücksschalen

Zutaten:

- 2 mittelgroße Süßkartoffeln
- 1 Esslöffel Olivenöl
- 1/2 Teelöffel geräuchertes Paprikapulver
- 1/2 Teelöffel gemahlener Kreuzkümmel
- 1/2 Teelöffel Knoblauchpulver
- 1/4 Teelöffel Salz
- 1/4 Teelöffel schwarzer Pfeffer
- 4 große Eier
- 1 Tasse Babyspinat
- 1/2 Tasse Kirschtomaten, halbiert
- 1/4 Tasse zerbröselter Feta-Käse
- 1 Avocado, in Scheiben geschnitten
- 1 Esslöffel gehackte frische Petersilie (optional)
- 1 Esslöffel Salsa oder scharfe Sauce (optional)

Anleitung:

1. **Ofen Vorheizen und Süßkartoffeln Vorbereiten:** Bevor du mit dem Kochen beginnst, lass deinen Backofen auf 200 °C (400 °F) vorheizen. Die süßen Kartoffeln in bissgroße Stücke schneiden. In einer großen Schüssel die Süßkartoffelwürfel mit Olivenöl, geräuchertem Paprikapulver, Kreuzkümmel, Knoblauchpulver, Salz und schwarzem Pfeffer vermengen, bis sie gleichmäßig bedeckt sind.

2. **Süßkartoffeln Rösten:** Die gewürzten Süßkartoffelwürfel gleichmäßig auf einem Backblech verteilen. Im vorgeheizten Ofen 25-30 Minuten rösten, bis sie zart und leicht knusprig sind, dabei einmal während des Garens wenden, um gleichmäßiges Rösten zu gewährleisten.

3. **Eier Zubereiten:** Während die Süßkartoffeln rösten, bereiten Sie die Eier zu. Sie können sie nach Belieben zubereiten – Rührei, pochierte oder Spiegelei. Für Rührei die Eier in einer Schüssel verquirlen und in einer antihaftbeschichteten Pfanne bei mittlerer Hitze garen, bis sie gerade fest sind. Für pochierte Eier diese vorsichtig in Wasser mit einem Schuss Essig köcheln lassen, bis die Eiweiße fest sind, die Eigelbe jedoch noch flüssig. Für Spiegeleier in einer Pfanne mit etwas Öl braten, bis die Eiweiße fest sind und die Eigelbe nach Wunsch.

4. **Schalen Zusammenstellen:** Sobald die Süßkartoffeln geröstet sind, auf die Servierschalen verteilen. Jede Schale mit einer Handvoll Babyspinat, einer Portion Kirschtomaten und einem Ei belegen. Mit zerbröseltem Feta-Käse bestreuen und Avocadoscheiben hinzufügen.

5. **Garnieren und Servieren:** Optional mit gehackter frischer Petersilie und einem Schuss Salsa oder scharfer Sauce für zusätzlichen

Geschmack garnieren. Sofort servieren, solange die Eier noch warm sind und der Spinat leicht welk ist.

Nährwertangaben (pro Portion):

- Kalorien: 450
- Eiweiß: 15g
- Kohlenhydrate: 45g
- Ballaststoffe: 8g
- Zucker: 8g
- Fett: 25g
- Gesättigte Fettsäuren: 7g
- Cholesterin: 240mg
- Natrium: 600mg

Portionsgröße:

- Dieses Rezept ergibt 4 Portionen. Jede Portion besteht aus etwa 1 Tasse gerösteten Süßkartoffeln, 1/4 Tasse Kirschtomaten, 1 Ei, 1/4 Avocado und etwas Feta-Käse.

Kochzeit:

- Vorbereitungszeit: 10 Minuten
- Kochzeit: 25-30 Minuten (für die Süßkartoffeln) + 5-10 Minuten (für die Eier)
- Gesamtzeit: Etwa 35-40 Minuten

Kapitel 2: Snacks und Zwischenmahlzeiten

Gesunde Snacks

Gesunde Snacks sind ein wesentlicher Bestandteil jeder Meal-Prep-Routine und liefern den notwendigen Treibstoff, um Sie zwischen den Mahlzeiten energiegeladen und zufrieden zu halten. Bei der Planung von Snacks für die Meal Prep sollten Sie sich auf Optionen konzentrieren, die nicht nur nahrhaft, sondern auch einfach zuzubereiten und zu lagern sind.

Gemüsesticks sind ein klassischer, vielseitiger Snack, der mit einer Vielzahl von Dips kombiniert werden kann. Karottensticks, Sellerie, Paprika und Gurkenscheiben sind hervorragende Wahlmöglichkeiten. Wenn Sie sie mit Hummus, Guacamole oder einem Joghurt-Dip kombinieren, fügen Sie gesunde Fette und Proteine hinzu, die den Snack sättigender machen.

Obst ist eine weitere fantastische Snack-Option, die sowohl nahrhaft als auch lecker ist. Äpfel, Bananen, Beeren und Trauben sind praktisch und erfordern nur minimale Vorbereitung. Um Abwechslung zu schaffen, sollten Sie Obstsalate oder Obst- und Joghurt-Parfaits in Betracht ziehen. Die Kombination von Obst mit einer Proteinquelle wie griechischem Joghurt oder einer Handvoll Nüssen kann dazu beitragen, den Blutzuckerspiegel zu stabilisieren und Sie länger satt zu halten.

Energiebällchen oder -riegel sind ein beliebter Snack für Meal Prepper. Sie werden typischerweise mit einer Basis aus Hafer, Nussbutter und Süßungsmitteln wie Honig oder Ahornsirup hergestellt, mit zusätzlichen

Zutaten wie Trockenfrüchten, Samen und Schokostückchen. Diese Snacks sind einfach in großen Mengen zuzubereiten und lassen sich gut im Kühlschrank oder Gefrierschrank lagern. Sie bieten eine gute Balance aus Kohlenhydraten, gesunden Fetten und Proteinen, was sie ideal für einen schnellen Energieschub macht.

Nüsse und Samen sind nährstoffreiche Snacks, die sich leicht portionieren und lagern lassen. Mandeln, Walnüsse, Cashews und Kürbiskerne sind ausgezeichnete Wahlmöglichkeiten und bieten eine Mischung aus gesunden Fetten, Proteinen und Ballaststoffen. Um etwas Geschmack hinzuzufügen, sollten Sie in Erwägung ziehen, sie mit Gewürzen wie Zimt oder Chili-Pulver zu rösten.

Hartgekochte Eier sind ein proteinreicher Snack, der im Voraus zubereitet und mehrere Tage im Kühlschrank aufbewahrt werden kann. Sie sind tragbar und können mit einer Vielzahl von Gewürzen verfeinert werden. Die Kombination eines hartgekochten Eies mit einem Stück Obst oder Gemüsesticks schafft einen ausgewogenen Snack, der sowohl sättigend als auch nahrhaft ist.

Vollkorncracker oder Reiskuchen, die mit gesunden Belägen kombiniert werden, können eine großartige Snack-Option sein. Achten Sie darauf, Cracker oder Reiskuchen aus Vollkorn zu wählen, um sicherzustellen, dass Sie mehr Ballaststoffe und Nährstoffe erhalten. Beläge wie Avocado, Hüttenkäse oder Nussbutter können Proteine und gesunde Fette hinzufügen, was den Snack sättigender macht.

Griechischer Joghurt ist ein vielseitiger Snack, der allein oder mit verschiedenen Belägen genossen werden kann. Er ist reich an Proteinen und Probiotika, die für die Darmgesundheit vorteilhaft sind. Das Hinzufügen von Früchten, Nüssen, Samen oder einem Spritzer Honig kann den Geschmack und den Nährwert verbessern. Für eine herzhafte Option sollten Sie in Erwägung ziehen, Kräuter und Gewürze zu mischen, um einen Dip für Gemüsesticks zu kreieren.

Smoothies sind ein schneller und einfacher Snack, der an Ihre Ernährungsbedürfnisse angepasst werden kann. Das Mischen von Früchten, Gemüse, Proteinpulver und einer Flüssigkeitsbasis wie Mandelmilch oder Wasser schafft einen nährstoffreichen Snack, der tragbar und praktisch ist. Das Vorbereiten von Smoothie-Paketen im Voraus, mit allen Zutaten portioniert und bereit zum Mixen, kann Zeit sparen und sicherstellen, dass Sie eine gesunde Snack-Option zur Verfügung haben.

Käsesticks oder -würfel sind ein weiterer einfacher Snack, der eine gute Protein- und Kalziumquelle darstellt. Die Kombination von Käse mit Vollkorncrackern oder Obst kann einen ausgewogenen Snack schaffen, der sowohl sättigend als auch nahrhaft ist.

Popcorn ist ein Vollkorn-Snack, der eine gesündere Alternative zu Chips sein kann. Wenn Sie Ihr Popcorn mit Luft aufpoppen und es mit Kräutern, Gewürzen oder Nährhefe würzen, können Sie Geschmack hinzufügen, ohne ungesunde Fette oder übermäßiges Salz hinzuzufügen. Popcorn ist reich an Ballaststoffen, was dazu beitragen kann, dass Sie sich zwischen den Mahlzeiten satt fühlen.

Die Aufnahme einer Vielzahl dieser gesunden Snacks in Ihre Meal-Prep-Routine stellt sicher, dass Sie den ganzen Tag über nahrhafte, sättigende Optionen zur Verfügung haben. Durch die Vorbereitung der

Snacks im Voraus können Sie vermeiden, zu weniger gesunden Optionen zu greifen und eine ausgewogene Ernährung aufrechterhalten, die Ihre allgemeinen Gesundheits- und Wellnessziele unterstützt.

Gemüse-Sticks mit Hummus

Zutaten

- 2 große Karotten, geschält und in Sticks geschnitten
- 2 Selleriestangen, in Sticks geschnitten
- 1 rote Paprika, in Streifen geschnitten
- 1 Gurke, in Sticks geschnitten
- 1 Tasse Kirschtomaten
- 1 Tasse Hummus (gekauft oder selbstgemacht)

Anleitung

1. Das Gemüse waschen und nach Bedarf schälen. Die Karotten, Sellerie, Paprika und Gurke in Sticks oder Streifen schneiden.
2. Die Gemüsesticks und Kirschtomaten auf einer großen Servierplatte oder in einzelnen Meal-Prep-Behältern anrichten.
3. Wenn gekaufter Hummus verwendet wird, diesen in eine Servierschale oder kleine Behälter für die Meal Prep umfüllen.
4. Für selbstgemachten Hummus 1 Dose Kichererbsen (abgetropft und gespült), 1/4 Tasse Tahini, 1/4 Tasse frischen Zitronensaft, 2 Esslöffel Olivenöl, 1 Knoblauchzehe, 1/2 Teelöffel gemahlenen Kreuzkümmel und Salz nach Geschmack in einem Mixer glatt pürieren. Bei Bedarf 1 Esslöffel Wasser auf einmal hinzufügen, um die gewünschte Konsistenz zu erreichen.

5. Die Gemüsesticks mit Hummus zum Dippen servieren.

Nährwertinformationen

- Karotten (2 groß): 60 Kalorien, 0,3g Fett, 14g Kohlenhydrate, 1g Protein

- Sellerie (2 Stangen): 10 Kalorien, 0,1g Fett, 2g Kohlenhydrate, 0,4g Protein

- Rote Paprika (1): 30 Kalorien, 0,4g Fett, 7g Kohlenhydrate, 1g Protein

- Gurke (1): 16 Kalorien, 0,1g Fett, 4g Kohlenhydrate, 0,7g Protein

- Kirschtomaten (1 Tasse): 25 Kalorien, 0,3g Fett, 6g Kohlenhydrate, 1g Protein

- Hummus (1 Tasse): 435 Kalorien, 23g Fett, 36g Kohlenhydrate, 19g Protein

Portionsgröße Jede Portion enthält etwa 1/4 Tasse Hummus und eine Mischung aus Gemüsesticks, insgesamt etwa 1 Tasse. Die Portionsgrößen können je nach individuellem Bedarf und Vorlieben angepasst werden.

Zubereitungszeit Vorbereitungszeit: 15-20 Minuten Keine Kochzeit erforderlich.

Apfel-Zimt-Energy Balls

Zutaten

- 1 Tasse Haferflocken
- 1/2 Tasse getrocknete Äpfel, fein gehackt
- 1/2 Tasse Mandelbutter

- 1/4 Tasse Honig oder Ahornsirup
- 1/4 Tasse gemahlene Leinsamen
- 1 Teelöffel Zimt
- 1 Teelöffel Vanilleextrakt
- 1/4 Tasse gehackte Walnüsse (optional)
- 1/4 Tasse Rosinen (optional)
- 1 Prise Salz

Anleitung

1. In einer großen Schüssel die Haferflocken, gehackten getrockneten Äpfel, gemahlenen Leinsamen, Zimt und eine Prise Salz vermischen, bis alles gut vermengt ist.
2. Die Mandelbutter, den Honig (oder Ahornsirup) und den Vanilleextrakt zu den trockenen Zutaten geben. Rühren, bis alle Zutaten gut vermischt sind. Falls die Mischung zu trocken ist, etwas mehr Honig oder ein paar Tropfen Wasser hinzufügen, um die gewünschte Konsistenz zu erreichen.
3. Wenn verwendet, die gehackten Walnüsse und Rosinen unterheben, bis sie gleichmäßig in der Mischung verteilt sind.
4. Mit den Händen kleine Bällchen formen, etwa 2,5 cm im Durchmesser. Die Bälle werden auf einem Backboard platziert, das bereits mit Backpapier bedeckt ist.
5. Sobald alle Bällchen geformt sind, das Backblech mindestens 30 Minuten in den Kühlschrank stellen, damit die Energiebällchen fest werden.

6. Die Energiebällchen in einem luftdichten Behälter im Kühlschrank bis zu einer Woche oder im Gefrierschrank bis zu einem Monat aufbewahren.

Nährwertangaben

- Kalorien: ca. 100 pro Bällchen
- Kohlenhydrate: 15g
- Eiweiß: 3g
- Fett: 4g
- Ballaststoffe: 2g
- Zucker: 8g

Portionsgröße 1 Energiebällchen

Zubereitungszeit

- Vorbereitungszeit: 15 Minuten
- Kühlzeit: 30 Minuten
- Gesamtzeit: 45 Minuten

Nuss- und Samen-Mischungen

Zutaten:

- 1 Tasse Mandeln (roh oder geröstet, ungesalzen)
- 1 Tasse Cashews (roh oder geröstet, ungesalzen)
- 1 Tasse Walnüsse (roh oder geröstet, ungesalzen)
- 1 Tasse Pekannüsse (roh oder geröstet, ungesalzen)
- 1 Tasse Kürbiskerne (roh oder geröstet, ungesalzen)
- 1 Tasse Sonnenblumenkerne (roh oder geröstet, ungesalzen)

- 1 Tasse Chiasamen
- 1 Tasse Leinsamen
- 1/2 Tasse getrocknete Cranberries (ungesüßt)
- 1/2 Tasse getrocknete Aprikosen (ungesüßt, gehackt)
- 1/2 Tasse dunkle Schokoladenstückchen (optional)
- 1/2 Teelöffel Meersalz (optional)
- 1 Teelöffel Zimt (optional)

Anweisungen:

1. In einer großen Rührschüssel alle Nüsse vermischen: Mandeln, Cashews, Walnüsse und Pekannüsse.
2. Die Samen hinzufügen: Kürbiskerne, Sonnenblumenkerne, Chiasamen und Leinsamen.
3. Die getrockneten Früchte untermischen: Cranberries und gehackte getrocknete Aprikosen.
4. Nach Wunsch dunkle Schokoladenstückchen für einen Hauch von Süße hinzufügen.
5. Mit Meersalz und Zimt bestreuen, falls verwendet, und gut umrühren, um eine gleichmäßige Verteilung aller Zutaten zu gewährleisten.
6. Die Mischung in einem luftdichten Behälter bei Raumtemperatur oder im Kühlschrank bis zu zwei Wochen aufbewahren.

Nährwertinformationen (pro 1/4 Tasse Portion):

- Kalorien: 200
- Gesamtfett: 15g
    - Gesättigtes Fett: 1,5g
- Cholesterin: 0mg

- Natrium: 10mg
- Gesamtkohlenhydrate: 12g
  - Ballaststoffe: 4g
  - Zucker: 4g
- Protein: 6g
- Vitamin A: 2%
- Vitamin C: 1%
- Kalzium: 6%
- Eisen: 10%

Portionsgröße: 1/4 Tasse (ca. 30 Gramm)

Zubereitungszeit: Keine Kochzeit erforderlich; Zubereitungszeit beträgt etwa 10 Minuten.

Joghurt mit Granola

Zutaten:

- 1 Tasse griechischer Joghurt (natur oder mit Geschmack)
- 1/2 Tasse Granola (gekauft oder selbstgemacht)
- 1/2 Tasse gemischte frische Beeren (z.B. Erdbeeren, Blaubeeren, Himbeeren)
- Um extra Süße hinzuzufügen, können Sie 1 Esslöffel Honig oder Ahornsirup dazugeben.
- 1 Esslöffel gehackte Nüsse (z.B. Mandeln, Walnüsse oder Pekannüsse, optional)
- 1 Teelöffel Chiasamen oder Leinsamen (optional)

Anleitung:

1. **Joghurtbasis vorbereiten:** Den griechischen Joghurt in eine Schüssel oder einen tragbaren Behälter geben, wenn Sie den Snack für unterwegs vorbereiten.

2. **Süßungsmittel hinzufügen (optional):** Honig oder Ahornsirup über den Joghurt träufeln, wenn Sie einen süßeren Snack bevorzugen. Umrühren, um zu kombinieren.

3. **Granola schichten:** Das Granola gleichmäßig über den Joghurt streuen.

4. **Frische Beeren hinzufügen:** Die gemischten Beeren auf das Granola geben.

5. **Optionale Toppings:** Gehackte Nüsse und Samen über die Beeren streuen, um zusätzlichen Crunch und Nährstoffe zu erhalten.

6. **Sofort servieren oder aufbewahren:** Sofort servieren, um die beste Textur zu gewährleisten. Wenn Sie den Snack im Voraus zubereiten, im Kühlschrank aufbewahren und das Granola erst kurz vor dem Verzehr hinzufügen, um zu verhindern, dass es matschig wird.

Nährwertangaben (pro Portion):

- **Kalorien:** 300-350 (variiert je nach spezifischen Zutaten und Mengen)
- **Protein:** 15-20 Gramm
- **Fett:** 10-15 Gramm
- **Kohlenhydrate:** 40-50 Gramm
- **Ballaststoffe:** 5-7 Gramm
- **Zucker:** 15-20 Gramm (natürliche und zugesetzte Zucker zusammen)
- **Kalzium:** 15-20% des Tagesbedarfs

Portionsgröße:

- Dieses Rezept ergibt eine Portion. Es kann leicht hochskaliert werden, um mehrere Portionen für die Meal Prep vorzubereiten.

Zubereitungszeit:

- **Vorbereitungszeit:** 5 Minuten
- **Gesamtzeit:** 5 Minuten

Obstsalat

Zutaten:

- 2 Äpfel, entkernt und gewürfelt
- 2 Orangen, geschält und in Segmente geteilt
- 1 Tasse Erdbeeren, entkelcht und halbiert
- 1 Tasse Heidelbeeren
- 1 Tasse Trauben, halbiert
- 1 Banane, in Scheiben geschnitten
- 1 Kiwi, geschält und in Scheiben geschnitten
- 2 Esslöffel Honig oder Ahornsirup (optional)
- 1 Esslöffel frischer Zitronensaft
- 1/4 Tasse frisch gehackte Minzblätter (optional)

Anleitung:

1. **Obst Vorbereiten:** Waschen Sie alle Früchte gründlich. Entkernen und würfeln Sie die Äpfel in mundgerechte Stücke. Schälen und teilen Sie die Orangen in Segmente, entfernen Sie dabei eventuelle Kerne. Entfernen Sie die Kelche der Erdbeeren und halbieren Sie

diese. Halbieren Sie die Trauben und schneiden Sie die Banane und Kiwi in Scheiben.

2. **Zutaten Mischen:** Geben Sie alle vorbereiteten Früchte in eine große Schüssel: Äpfel, Orangen, Erdbeeren, Heidelbeeren, Trauben, Banane und Kiwi.

3. **Salat Anrichten:** Mischen Sie in einer kleinen Schüssel den Honig oder Ahornsirup mit dem Zitronensaft. Träufeln Sie diese Mischung über den Obstsalat. Wenn Sie einen weniger süßen Salat bevorzugen, können Sie diesen Schritt auslassen oder weniger Honig/Ahornsirup verwenden.

4. **Vorsichtig Mischen:** Mischen Sie den Obstsalat vorsichtig, um sicherzustellen, dass alle Stücke mit dem Dressing bedeckt sind. Achten Sie darauf, nicht zu stark zu mischen, um das Obst nicht zu beschädigen.

5. **Minze Hinzufügen (Optional):** Wenn verwendet, streuen Sie die gehackten frischen Minzblätter über den Salat und mischen Sie ihn ein letztes Mal vorsichtig.

6. **Kühlen und Servieren:** Decken Sie die Schüssel mit Frischhaltefolie ab und kühlen Sie sie mindestens 30 Minuten, bevor Sie den Salat servieren. Dies lässt die Aromen besser miteinander verschmelzen und macht den Salat erfrischender.

Nährwertangaben (pro 1 Tasse Portion):

- Kalorien: Ungefähr 90
- Eiweiß: 1g
- Kohlenhydrate: 23g
- Ballaststoffe: 3g

- Zucker: 15g
- Fett: 0g
- Vitamin C: 50% des Tagesbedarfs
- Kalium: 270mg

Portionsgröße:

- 1 Tasse

Zubereitungszeit:

- 15 Minuten

Kochzeit:

- Keine (Kühlzeit: 30 Minuten)

Herzhaft Snacks

Im Bereich des Meal Preps spielen herzhafte Snacks eine entscheidende Rolle, um Sie zwischen den Mahlzeiten satt und energiegeladen zu halten. Diese Snacks sind darauf ausgelegt, sowohl sättigend als auch nahrhaft zu sein und bieten eine Balance der Makronährstoffe, um Ihre Energie den ganzen Tag über stabil zu halten. Wenn Sie Ihr Meal Prep planen, stellen Sie sicher, dass Sie eine Vielzahl an herzhaften Snacks einbeziehen, um gesunde Optionen griffbereit zu haben und die Versuchung zu verringern, zu weniger nahrhaften Alternativen zu greifen.

Eine großartige Option für einen herzhaften Snack sind geröstete Kichererbsen. Sie sind einfach in großen Mengen zuzubereiten und bieten einen befriedigenden Crunch, ähnlich wie Chips, jedoch mit zusätzlichen Nährstoffvorteilen. Kichererbsen sind reich an Eiweiß und Ballaststoffen, die helfen können, Sie satt zu halten und die Verdauungsgesundheit zu unterstützen. Würzen Sie sie mit Ihren Lieblingsgewürzen wie Paprika, Kreuzkümmel oder Knoblauchpulver für einen geschmackvollen und nahrhaften Snack.

Eine weitere ausgezeichnete Wahl sind Energiebällchen, hergestellt aus einer Mischung aus Hafer, Nussbutter und einem Hauch von Honig oder Ahornsirup. Diese Snacks ohne Backen sind unglaublich vielseitig und können mit verschiedenen Zusätzen wie Chiasamen, Leinsamen, Trockenfrüchten und dunklen Schokoladenstückchen individuell gestaltet werden. Energiebällchen bieten eine perfekte Balance aus Kohlenhydraten, gesunden Fetten und Eiweiß, wodurch sie ideal sind, um Ihre Energielevel stabil zu halten.

Selbstgemachte Studentenfutter sind eine weitere fantastische Option für herzhafte Snacks. Die Kombination aus Nüssen, Samen, Trockenfrüchten und etwas dunkler Schokolade ergibt einen Snack, der nicht nur köstlich, sondern auch voller wichtiger Nährstoffe ist. Nüsse und Samen sind reich an gesunden Fetten und Eiweiß, während Trockenfrüchte eine natürliche Süße und eine schnelle Energiequelle bieten. Dieser Snack ist hochportabel und kann leicht in einzelne Portionen aufgeteilt werden.

Gemüsesticks mit Hummus bieten eine befriedigende und nahrhafte Snackoption. Schneiden Sie Gemüse wie Karotten, Sellerie, Paprika und Gurken in Sticks und kombinieren Sie sie mit verschiedenen Hummus-Sorten. Hummus, der aus Kichererbsen hergestellt wird, bietet eine gute Eiweiß- und Fettquelle, während das Gemüse Ballaststoffe, Vitamine und Mineralstoffe liefert. Diese Kombination ergibt einen knusprigen, erfrischenden Snack, der Sie bis zur nächsten Mahlzeit satt hält.

Für einen substantielleren Snack sollten Sie Mini-Quiches oder Ei-Muffins in Betracht ziehen. Diese können im Voraus zubereitet und im Kühlschrank oder Gefrierschrank aufbewahrt werden. Hergestellt aus Eiern, Gemüse und ein wenig Käse, sind Mini-Quiches proteinreich und können mit Ihren Lieblingszutaten individuell gestaltet werden. Sie sind perfekt für einen schnellen Snack oder sogar eine leichte Mahlzeit in Kombination mit einem Beilagensalat.

Herzhafte Müsliriegel sind eine weitere Option, die zu Hause mit einer Mischung aus Hafer, Samen, Nüssen und Gewürzen hergestellt werden kann. Im Gegensatz zu ihren süßen Gegenstücken können herzhafte Müsliriegel Zutaten wie Kräuter, Käse und sogar getrocknete Tomaten oder Oliven enthalten. Diese Riegel bieten eine einzigartige Abwandlung des traditionellen Müsliriegels und eine herzhafte Snackoption, die sowohl sättigend als auch nahrhaft ist.

Vollkorncracker, kombiniert mit Käse oder Nussbutter, sind ein einfacher, aber herzhafter Snack. Vollkorncracker liefern Ballaststoffe und komplexe Kohlenhydrate, während Käse oder Nussbutter Eiweiß und gesunde Fette hinzufügen. Diese Kombination ist nicht nur sättigend, sondern auch leicht zu verpacken und mitzunehmen.

Gefüllte Paprikaschoten können auch als herzhafter Snack zubereitet werden. Füllen Sie Mini-Paprika mit einer Mischung aus Quinoa, schwarzen Bohnen, Mais und ein wenig Käse für einen nährstoffreichen Snack, der sowohl geschmackvoll als auch sättigend ist. Diese können im Voraus zubereitet und im Kühlschrank aufbewahrt werden, bereit zum Verzehr, wenn der Hunger zuschlägt.

Zuletzt kann Avocado-Toast als bequeme Snackoption vorbereitet werden. Bereiten Sie zerdrückte Avocado mit etwas Zitronensaft, Salz und Pfeffer vor und bewahren Sie sie im Kühlschrank auf. Wenn Sie bereit für einen Snack sind, streichen Sie sie auf Vollkorntoast oder Cracker für einen schnellen und sättigenden Bissen. Avocado liefert gesunde Fette und Ballaststoffe, wodurch dieser Snack sowohl köstlich als auch nahrhaft ist.

Diese herzhaften Snacks in Ihre Meal Prep-Routine zu integrieren, stellt sicher, dass Sie den ganzen Tag über nahrhafte, sättigende Optionen zur Verfügung haben. Indem Sie im Voraus planen und diese Snacks vorbereiten, können Sie eine ausgewogene Ernährung aufrechterhalten und Ihre Energielevel stabil halten, egal wie beschäftigt Ihr Zeitplan ist.

Kichererbsen-Snack

Zutaten:

- 2 Dosen Kichererbsen (je 400g), abgetropft und gespült
- 2 Esslöffel Olivenöl
- 1 Teelöffel geräuchertes Paprikapulver
- 1 Teelöffel gemahlener Kreuzkümmel
- 1 Teelöffel Knoblauchpulver
- 1/2 Teelöffel Chilipulver
- 1/2 Teelöffel Meersalz

- 1/4 Teelöffel schwarzer Pfeffer

Anleitung:

1. Bevor du mit dem Kochen beginnst, lass deinen Backofen auf 200 °C (400 °F) vorheizen.

2. Die Kichererbsen gründlich abtropfen lassen und abspülen. Trocknen Sie sie mit einem Papiertuch ab, um so viel Feuchtigkeit wie möglich zu entfernen. Dies hilft ihnen, beim Rösten knusprig zu werden.

3. Verteilen Sie die Kichererbsen auf einem mit Backpapier oder einer Silikonbackmatte ausgelegten Backblech.

4. Träufeln Sie das Olivenöl über die Kichererbsen und werfen Sie sie um, damit sie gleichmäßig bedeckt sind.

5. Mischen Sie in einer kleinen Schüssel das geräucherte Paprikapulver, gemahlenen Kreuzkümmel, Knoblauchpulver, Chilipulver, Meersalz und schwarzen Pfeffer.

6. Streuen Sie die Gewürzmischung über die Kichererbsen und werfen Sie sie erneut um, damit sie gleichmäßig bedeckt sind.

7. Leg die Hühnerbrüste auf einer Ebene auf dem Backblech aus.

8. Rösten Sie sie im vorgeheizten Ofen für 25-30 Minuten und schütteln Sie das Backblech zur Hälfte der Zeit, um ein gleichmäßiges Garen zu gewährleisten. Die Kichererbsen sollten goldbraun und knusprig sein.

9. Nehmen Sie die Kichererbsen aus dem Ofen und lassen Sie sie vollständig abkühlen. Sie werden beim Abkühlen weiter knusprig.

Nährwertangaben:

- Kalorien: 120 pro Portion

- Eiweiß: 5g

- Kohlenhydrate: 18g

- Ballaststoffe: 5g

- Zucker: 2g

- Gesamtfett: 4g

- Gesättigtes Fett: 0,5g

- Natrium: 200mg

- Kalium: 200mg

Portionsgröße:

- Ungefähr 1/2 Tasse pro Portion

- Ergibt etwa 4 Portionen

Zubereitungszeit:

- Vorbereitungszeit: 10 Minuten

- Kochzeit: 25-30 Minuten

- Gesamtzeit: 35-40 Minuten

Mini-Quiches

Zutaten:

- 6 große Eier

- 120 ml Milch (jede Art, aber Vollmilch oder Sahne sorgt für einen reicheren Geschmack)

- 60 g geriebener Käse (Cheddar, Mozzarella oder Ihr Lieblingskäse)

- 60 g gehacktes Gemüse (Paprika, Spinat, Pilze, Zwiebeln usw.)

- 60 g gekochter Speck, Schinken oder Wurst (optional)

- 1/2 Teelöffel Salz

- 1/4 Teelöffel schwarzer Pfeffer

- 1/4 Teelöffel Knoblauchpulver

- 1/4 Teelöffel Zwiebelpulver

- 1 Esslöffel gehackte frische Kräuter (Petersilie, Schnittlauch oder Basilikum - optional)

- Antihaft-Kochspray oder Öl zum Einfetten der Muffinform

Anweisungen:

1. Heizen Sie Ihren Ofen auf 190°C vor.

2. Fetten Sie eine 12-Tassen-Muffinform mit Antihaft-Kochspray ein oder ölen Sie jede Tasse leicht ein.

3. In einer großen Schüssel die Eier und die Milch gut verquirlen.

4. Den geriebenen Käse, das gehackte Gemüse, den gekochten Speck/Schinken/Wurst (falls verwendet), Salz, Pfeffer, Knoblauchpulver und Zwiebelpulver einrühren.

5. Die Mischung gleichmäßig auf die 12 Muffinförmchen verteilen. Jede Tasse sollte etwa zu 3/4 gefüllt sein.

6. Nach Belieben frische Kräuter auf jede Quiche streuen.

7. Im vorgeheizten Ofen 20-25 Minuten backen, bis die Quiches fest und leicht goldbraun sind.

8. Die Muffinform aus dem Ofen nehmen und die Quiches etwa 5 Minuten in der Form abkühlen lassen.

9. Die Mini-Quiches vorsichtig aus der Form nehmen und auf einem Gitterrost vollständig abkühlen lassen.

10.   Vorbereiten Sie sofort oder lagern Sie in einem luftdichten Behälter für bis zu vier Tage. Mini-Quiches können auch bis zu 2 Monate eingefroren werden.

Nährwertinformationen (pro Mini-Quiche):

- Kalorien: 120
- Eiweiß: 8g
- Fett: 9g
- Kohlenhydrate: 2g
- Ballaststoffe: 0,5g
- Zucker: 1g
- Natrium: 220mg

Portionsgröße:

- 1 Mini-Quiche

Kochzeit:

- Vorbereitungszeit: 15 Minuten
- Kochzeit: 20-25 Minuten
- Gesamtzeit: 35-40 Minuten

Thunfisch-Salat Cups

Zutaten:

- 2 Dosen Thunfisch in Wasser, abgetropft
- 1/4 Tasse Mayonnaise (griechischer Joghurt als gesündere Alternative)

- 1 Esslöffel Dijon-Senf

- 1 Esslöffel Zitronensaft

- 1 Selleriestange, fein gehackt

- 1 kleine rote Zwiebel, fein gehackt

- 1/4 Tasse Essiggurken, fein gehackt

- 1 Esslöffel frische Petersilie, gehackt

- Salz und Pfeffer nach Geschmack

- 8 große Salatblätter (Römersalat oder Eisbergsalat)

- 1 Avocado, in Scheiben geschnitten (optional)

Anleitung:

1. In einer mittelgroßen Schüssel den abgetropften Thunfisch, die Mayonnaise, den Dijon-Senf und den Zitronensaft vermengen. Gut umrühren, bis der Thunfisch vollständig bedeckt ist.

2. Den fein gehackten Sellerie, die rote Zwiebel, die Essiggurken und die Petersilie in die Schüssel geben. Alles gut vermischen, bis es gleichmäßig verteilt ist.

3. Den Thunfischsalat mit Salz und Pfeffer abschmecken. Die Würzung nach Bedarf anpassen.

4. Die Salatblätter gründlich waschen und trocknen. Flach auf einer sauberen Oberfläche auslegen.

5. Eine großzügige Menge der Thunfischsalatmischung in die Mitte jedes Salatblattes geben.

6. Optional ein paar Scheiben Avocado auf den Thunfischsalat legen, um zusätzliche Cremigkeit und Geschmack zu verleihen.

7. Die Seiten des Salatblattes über den Thunfischsalat falten, um eine Tasse oder eine Rolle zu formen. Bei Bedarf mit einem Zahnstocher sichern.
8. Sofort servieren oder für später im Kühlschrank aufbewahren. Bei Lagerung die Thunfisch-Salat Cups in einem luftdichten Behälter aufbewahren und innerhalb von 1-2 Tagen verzehren, um die Frische zu erhalten.

Nährwertinformationen (pro Portion, bei 8 Portionen):

- Kalorien: 150
- Eiweiß: 14g
- Kohlenhydrate: 3g
- Fett: 9g
- Ballaststoffe: 1g
- Zucker: 1g
- Natrium: 300mg

Portionsgröße: 1 Salatblatt pro Portion

Zubereitungszeit:

- Vorbereitungszeit: 15 Minuten
- Gesamtzeit: 15 Minuten

Pita mit Guacamole

Zutaten:

- 2 Vollkorn-Pitas, in kleine Dreiecke geschnitten
- 2 reife Avocados

- 1 kleine rote Zwiebel, fein gehackt
- 1 kleine Tomate, gewürfelt
- 1 Knoblauchzehe, gehackt
- 1 Limette, ausgepresst
- 1 Esslöffel frischer Koriander, gehackt
- Salz und Pfeffer nach Geschmack
- Optional: eine Prise Cayennepfeffer oder Paprika für zusätzliche Schärfe

Anleitung:

1. Den Ofen auf 190°C (375°F) vorheizen.
2. Die Pita-Dreiecke auf ein Backblech legen und 8-10 Minuten backen, oder bis sie knusprig und goldbraun sind.
3. Während die Pitas backen, die Guacamole vorbereiten. Die Avocados halbieren, die Kerne entfernen und das Fruchtfleisch in eine Schüssel geben.
4. Die Avocados mit einer Gabel zerdrücken, bis sie glatt, aber noch leicht stückig sind.
5. Die fein gehackte rote Zwiebel, die gewürfelte Tomate, den gehackten Knoblauch, den Limettensaft und den gehackten Koriander in die Schüssel geben. Gut mischen.
6. Feile an der Salz- und Pfefferwürze in der Guacamole, bis sie deinem Gaumen schmeichelt. Optional eine Prise Cayennepfeffer oder Paprika hinzufügen für zusätzliche Schärfe.
7. Sobald die Pita-Dreiecke fertig gebacken sind, leicht abkühlen lassen.

8. Die Guacamole in kleine Schälchen oder Becher füllen und die Pita-Dreiecke darum herum anrichten zum Dippen.

Nährwertangaben (pro Portion):

- Kalorien: 150
- Gesamtfett: 10g
- Gesättigtes Fett: 1.5g
- Transfett: 0g
- Cholesterin: 0mg
- Natrium: 180mg
- Gesamtkohlenhydrate: 14g
- Ballaststoffe: 5g
- Zucker: 1g
- Eiweiß: 3g

Portionsgröße:

- Ergibt etwa 4 Portionen
- Jede Portion beinhaltet eine Portion Guacamole und mehrere Pita-Dreiecke zum Dippen

Zubereitungszeit:

- Vorbereitungszeit: 15 Minuten
- Kochzeit: 10 Minuten
- Gesamtzeit: 25 Minuten

Ofen-geröstete Nüsse

Zutaten:

- 2 Tassen rohe gemischte Nüsse (z. B. Mandeln, Cashews, Walnüsse und Pekannüsse)
- 1 Esslöffel Olivenöl oder geschmolzenes Kokosöl
- 1 Teelöffel Meersalz
- 1/2 Teelöffel geräuchertes Paprikapulver (optional)
- 1/2 Teelöffel Knoblauchpulver (optional)
- 1/2 Teelöffel Cayennepfeffer (optional, für eine scharfe Note)
- 1 Esslöffel Honig oder Ahornsirup (optional, für eine leichte Süße)

Anleitung:

1. Heizen Sie den Ofen auf 175°C (350°F) vor. Legen Sie ein Backblech mit Backpapier aus, um die Reinigung zu erleichtern.
2. Mischen Sie die rohen Nüsse in einer großen Schüssel mit Olivenöl oder geschmolzenem Kokosöl. Rühren Sie um, damit die Nüsse gleichmäßig bedeckt sind.
3. Fügen Sie das Meersalz und ggf. optionalen Gewürze wie geräuchertes Paprikapulver, Knoblauchpulver und Cayennepfeffer hinzu. Wenn Sie Honig oder Ahornsirup verwenden, träufeln Sie ihn jetzt über die Nüsse. Rühren Sie erneut um, damit die Nüsse gut gewürzt sind.
4. Verbreiten Sie die gewürzten Nüsse in einer einzigen Schicht auf dem vorbereiteten Backblech. Dies hilft, ein gleichmäßiges Rösten zu gewährleisten.
5. Rösten Sie die Nüsse im vorgeheizten Ofen für 10-15 Minuten, dabei einmal zur Hälfte der Zeit umrühren, um ein Anbrennen zu vermeiden. Behalten Sie die Nüsse genau im Auge, da sie schnell von perfekt geröstet zu verbrannt übergehen können.

6. Sobald die Nüsse goldbraun und duftend sind, nehmen Sie sie aus dem Ofen und lassen Sie sie vollständig auf dem Backblech auskühlen. Die Nüsse werden beim Abkühlen weiter knusprig.

7. Bewahren Sie die abgekühlten Nüsse in einem luftdichten Behälter bei Raumtemperatur bis zu 2 Wochen auf oder im Kühlschrank für eine längere Haltbarkeit.

Nährwertangaben (pro 1/4 Tasse Portion):

- Kalorien: 180
- Fett: 16g
- Gesättigtes Fett: 2g
- Cholesterin: 0mg
- Natrium: 75mg (ohne optionale Salzmenge)
- Kohlenhydrate: 6g
- Ballaststoffe: 2g
- Zucker: 1g (ohne optionalen Honig/Ahornsirup)
- Eiweiß: 5g

Portionsgröße:

- 1/4 Tasse geröstete Nüsse

Kochzeit:

- Gesamt: 10-15 Minuten

Kapitel 3: Mittagessen

Fleisch- und Fischgerichte

Fleisch- und Fischgerichte sind zentrale Bestandteile eines ausgewogenen Mittagessens und eignen sich hervorragend für die Meal-Prep-Planung. Diese Proteinquellen bieten nicht nur Sättigung, sondern auch wichtige Nährstoffe wie Eisen, Omega-3-Fettsäuren und Vitamine. Bei der Vorbereitung von Fleisch- und Fischgerichten für die Woche ist es wichtig, auf Vielfalt, Geschmack und Nährstoffgehalt zu achten.

Hähnchenbrust ist eine der beliebtesten Proteinquellen für Meal Prep. Sie ist fettarm und vielseitig einsetzbar. Hähnchenbrust kann gegrillt, gebacken oder in einer Pfanne gebraten werden. Marinaden mit Kräutern, Zitronensaft und Knoblauch verleihen dem Fleisch zusätzlichen Geschmack, ohne es zu überladen. Einfache Gerichte wie gegrilltes Hähnchen mit Quinoa und gedünstetem Gemüse sind ideal für ein nahrhaftes Mittagessen.

Putenfleisch ist eine weitere hervorragende Option. Es ist magerer als Rindfleisch und lässt sich ebenfalls vielfältig zubereiten. Putenhackfleisch eignet sich gut für Frikadellen oder Fleischbällchen, die leicht im Voraus zubereitet und portioniert werden können. Eine leckere Kombination ist Putenfleischbällchen in Tomatensauce mit Vollkornnudeln oder Gemüsespaghetti.

Rindfleisch bietet eine reichhaltige Quelle für Eisen und Protein. Für die Meal-Prep eignet sich mageres Rindfleisch am besten. Es kann in Streifen geschnitten und mit Paprika und Zwiebeln zu einem schnellen Stir-Fry verarbeitet werden. Alternativ kann ein Rinderbraten im Slow Cooker zubereitet werden, der dann für Sandwiches oder mit Beilagen wie gebackenen Kartoffeln und Gemüse kombiniert werden kann.

Schweinefleisch kann ebenfalls in Ihre Meal-Prep-Routine integriert werden. Schweinekoteletts sind einfach zuzubereiten und lassen sich gut mit verschiedenen Gewürzmischungen variieren. Ein leckeres und gesundes Gericht ist gebackenes Schweinekotelett mit einer Kruste aus Senf und Kräutern, serviert mit Süßkartoffelstampf und gedünstetem Brokkoli.

Lachs ist reich an Omega-3-Fettsäuren und lässt sich schnell zubereiten. Lachsfilets können im Ofen gebacken oder auf dem Grill gegart werden. Ein einfaches Rezept ist Lachs mit einer Zitronen-Dill-Sauce, kombiniert mit Wildreis und grünem Spargel. Für zusätzlichen Geschmack kann der Lachs auch mit einer Honig-Senf-Glasur bestrichen werden.

Garnelen sind ebenfalls eine hervorragende Proteinquelle und sehr schnell zuzubereiten. Sie können in einer Knoblauch-Zitronen-Butter-Sauce gebraten und mit Vollkornreis oder Zucchininudeln serviert werden. Garnelen eignen sich auch hervorragend für Salate oder Wraps, die leicht im Voraus vorbereitet werden können.

Kabeljau und anderer Weißfisch sind fettarm und reich an Protein. Sie lassen sich gut mit Kräutern und Zitronensaft marinieren und im Ofen backen. Ein schmackhaftes Gericht ist Kabeljaufilet mit einer Kruste aus

Parmesan und Kräutern, serviert mit gebratenem Gemüse und einer Beilage aus Quinoa.

Thunfisch aus der Dose kann ebenfalls Teil Ihrer Meal-Prep-Strategie sein. Thunfischsalat mit griechischem Joghurt, Sellerie und roten Zwiebeln ist eine leichte und gesunde Option für ein schnelles Mittagessen. Er kann auf Vollkornbrot, in einem Wrap oder auf einem grünen Salat serviert werden.

Bei der Vorbereitung von Fleisch- und Fischgerichten für die Woche ist es wichtig, auf eine sichere Aufbewahrung zu achten. Gekochtes Fleisch und Fisch sollten in luftdichten Behältern im Kühlschrank aufbewahrt und innerhalb von drei bis vier Tagen verzehrt werden. Das Einfrieren ist eine weitere Möglichkeit, die Haltbarkeit zu verlängern und die Mahlzeiten frisch zu halten. Achten Sie darauf, die Behälter zu beschriften und das Datum der Zubereitung zu notieren.

Hähnchen-Teriyaki-Bowls

Zutaten

- 500 g Hähnchenbrustfilets, in kleine Stücke geschnitten
- 2 EL Olivenöl
- 1 Tasse Teriyaki-Sauce
- 1 Knoblauchzehe, gehackt
- 1 TL frischer Ingwer, gerieben
- 1 rote Paprika, in Streifen geschnitten
- 1 Brokkolikopf, in Röschen zerteilt
- 1 Tasse Karotten, in Scheiben geschnitten

- 1 Tasse gekochter Jasminreis
- 2 Frühlingszwiebeln, in Ringe geschnitten
- 1 EL Sesamsamen
- Salz und Pfeffer nach Geschmack

Anleitung

1. Das Olivenöl in einer großen Pfanne bei mittlerer Hitze erhitzen.
2. Die Hähnchenstücke hinzugeben und mit Salz und Pfeffer würzen. Etwa 5-7 Minuten anbraten, bis das Hähnchen durchgegart ist.
3. Knoblauch und Ingwer zum Hähnchen geben und eine weitere Minute braten.
4. Die Teriyaki-Sauce über das Hähnchen gießen und gut umrühren, bis alle Stücke gleichmäßig bedeckt sind. Etwa 2-3 Minuten köcheln lassen, bis die Sauce leicht eindickt.
5. Während das Hähnchen kocht, eine separate Pfanne erhitzen und die Paprika, Brokkoli und Karotten darin anbraten, bis sie zart sind, aber noch etwas Biss haben, etwa 5-7 Minuten.
6. Den gekochten Reis in Schüsseln aufteilen und das Hähnchen-Teriyaki darüber geben.
7. Die angebratenen Gemüse darauf verteilen.
8. Mit Frühlingszwiebeln und Sesamsamen garnieren.

Nährwertangaben

- Kalorien: 450 kcal pro Portion
- Eiweiß: 30 g
- Fett: 15 g
- Kohlenhydrate: 45 g

- Ballaststoffe: 5 g
- Zucker: 10 g

Portionsgröße

- Dieses Rezept ergibt 4 Portionen.

Kochzeit

- Gesamtzeit: 25 Minuten
- Vorbereitung: 10 Minuten
- Kochzeit: 15 Minuten

Gegrilltes Lachsfilet mit Gemüse

Zutaten:

- 4 Lachsfilets (jeweils ca. 200 g)
- 1 Zitrone
- 3 EL Olivenöl
- 2 Knoblauchzehen, fein gehackt
- 1 TL frischer Dill, gehackt
- Salz und Pfeffer nach Geschmack
- 1 rote Paprika, in Streifen geschnitten
- 1 gelbe Paprika, in Streifen geschnitten
- 1 Zucchini, in Scheiben geschnitten
- 1 rote Zwiebel, in Ringe geschnitten
- 200 g grüner Spargel, Enden entfernt
- 1 EL Balsamico-Essig

Anleitung:

1. **Lachs marinieren**: In einer kleinen Schüssel den Saft einer halben
   Zitrone, 2 EL Olivenöl, gehackten Knoblauch, Dill, Salz und Pfeffer
   vermischen. Die Lachsfilets in die Marinade legen und für mindestens
   30 Minuten im Kühlschrank marinieren lassen.
2. **Gemüse vorbereiten**: Das vorbereitete Gemüse in eine große
   Schüssel geben. 1 EL Olivenöl und Balsamico-Essig hinzufügen, mit
   Salz und Pfeffer würzen und gut vermengen.
3. **Grillen vorbereiten**: Den Grill auf mittlere Hitze vorheizen.
4. **Lachs grillen**: Die Lachsfilets auf den Grill legen und jede Seite etwa
   4-5 Minuten grillen, bis der Lachs durchgegart und leicht gebräunt ist.
5. **Gemüse grillen**: Das Gemüse auf den Grill legen und unter
   gelegentlichem Wenden 8-10 Minuten grillen, bis es zart und leicht
   gebräunt ist.
6. **Servieren**: Die gegrillten Lachsfilets auf Tellern anrichten und das
   gegrillte Gemüse daneben platzieren. Mit Zitronenscheiben garnieren
   und sofort servieren.

Nährwertangaben (pro Portion):

- Kalorien: ca. 400 kcal
- Eiweiß: 35 g
- Fett: 25 g
- Kohlenhydrate: 10 g
- Ballaststoffe: 3 g

Portionsgröße:

- 1 Lachsfilet mit einer großzügigen Portion Gemüse

Kochzeit:

- Gesamt: ca. 30 Minuten
- Vorbereitung: 10 Minuten
- Grillzeit: 20 Minuten

Zutaten

- 500 g mageres Rindfleisch, in dünne Streifen geschnitten
- 2 EL Sojasauce
- 1 EL Austernsauce
- 1 EL Hoisin-Sauce
- 1 EL Reisessig
- 1 TL Sesamöl
- 2 EL Pflanzenöl
- 2 Knoblauchzehen, fein gehackt
- 1 Stück Ingwer (ca. 2 cm), fein gehackt
- 1 rote Paprika, in Streifen geschnitten
- 1 grüne Paprika, in Streifen geschnitten
- 1 gelbe Paprika, in Streifen geschnitten
- 1 kleine Zwiebel, in Streifen geschnitten
- 100 g Zuckerschoten, geputzt
- 100 g Brokkoliröschen
- 1 EL Maisstärke, gemischt mit 2 EL Wasser (optional, zum Andicken der Sauce)
- Frühlingszwiebeln und Sesamsamen zum Garnieren (optional)

Anleitung

1. In einer Schüssel Sojasauce, Austernsauce, Hoisin-Sauce, Reisessig und Sesamöl vermischen. Das Rindfleisch hinzufügen und gut vermengen. Mindestens 15 Minuten marinieren lassen.
2. In einer großen Pfanne oder einem Wok das Pflanzenöl bei mittlerer bis hoher Hitze erhitzen. Den Knoblauch und Ingwer hinzufügen und etwa 30 Sekunden anbraten, bis sie duften.
3. Das marinierte Rindfleisch in die Pfanne geben und etwa 2-3 Minuten braten, bis es von allen Seiten gebräunt ist. Das Fleisch aus der Pfanne nehmen und beiseite stellen.
4. Bei Bedarf etwas mehr Öl in die Pfanne geben. Die Zwiebel und die Paprikastreifen hinzufügen und 3-4 Minuten anbraten, bis sie leicht weich sind.
5. Zuckerschoten und Brokkoliröschen hinzufügen und weitere 2-3 Minuten braten, bis das Gemüse bissfest ist.
6. Das Rindfleisch zurück in die Pfanne geben und gut mit dem Gemüse vermischen. Die Maisstärkemischung hinzufügen, falls eine dickere Sauce gewünscht wird, und gut umrühren, bis die Sauce eingedickt ist.
7. Das Stir-Fry auf Tellern anrichten und nach Belieben mit Frühlingszwiebeln und Sesamsamen garnieren.

Nährwertinformationen

- Kalorien: ca. 350 pro Portion
- Protein: 28 g
- Fett: 18 g

- Kohlenhydrate: 20 g

- Ballaststoffe: 5 g

- Zucker: 8 g

- Natrium: 900 mg

Portionsgröße: 4 Portionen

Kochzeit: 30 Minuten

Puten-Fleischbällchen

Zutaten:

- 500 g Putenhackfleisch

- 1 Ei

- 50 g Paniermehl

- 1 kleine Zwiebel, fein gehackt

- 2 Knoblauchzehen, gehackt

- 2 EL gehackte frische Petersilie

- 1 TL getrockneter Oregano

- 1 TL Salz

- 1/2 TL Pfeffer

- 2 EL Olivenöl

- 400 g passierte Tomaten

- 1 TL Zucker

- 1 TL Balsamico-Essig

Anleitung:

1. In einer großen Schüssel das Putenhackfleisch, Ei, Paniermehl, Zwiebel, Knoblauch, Petersilie, Oregano, Salz und Pfeffer gut vermengen.
2. Mit den Händen kleine Fleischbällchen formen, etwa golfballgroß.
3. In einer großen Pfanne das Olivenöl bei mittlerer Hitze erhitzen.
4. Die Fleischbällchen in die Pfanne geben und von allen Seiten anbraten, bis sie braun sind (ca. 8-10 Minuten).
5. Die passierten Tomaten, Zucker und Balsamico-Essig hinzufügen und gut umrühren.
6. Die Hitze reduzieren und die Fleischbällchen in der Sauce köcheln lassen, bis sie durchgegart sind (ca. 15-20 Minuten).

Nährwertinformationen:

- Kalorien: 280 kcal pro Portion
- Protein: 25 g
- Fett: 15 g
- Kohlenhydrate: 8 g
- Ballaststoffe: 2 g
- Zucker: 4 g

Portionsgröße:

- Ergibt etwa 4 Portionen (je nach Größe der Fleischbällchen).

Kochzeit:

- Zubereitungszeit: 15 Minuten
- Kochzeit: 30 Minuten
- Gesamte Zeit: 45 Minuten

Zutaten:

- 2 Hähnchenbrustfilets
- 3 Esslöffel BBQ-Sauce
- 1 Esslöffel Olivenöl
- Salz und Pfeffer nach Geschmack
- 4 Tassen gemischter Salat (z. B. Römersalat, Spinat, Rucola)
- 1 Tasse Mais (gegart)
- 1 Tasse schwarze Bohnen (abgetropft und gespült)
- 1 rote Paprika (gewürfelt)
- 1 Avocado (in Scheiben geschnitten)
- 1/2 rote Zwiebel (in dünne Ringe geschnitten)
- 1/4 Tasse Koriander (gehackt)
- 1/4 Tasse griechischer Joghurt (für das Dressing)
- 2 Esslöffel Limettensaft (für das Dressing)
- 1 Esslöffel Honig (für das Dressing)
- 1 Teelöffel Kreuzkümmel (für das Dressing)

Zubereitung:

1. **Hähnchen marinieren:** Hähnchenbrustfilets mit Olivenöl, Salz, Pfeffer und 2 Esslöffeln BBQ-Sauce marinieren. Mindestens 30 Minuten oder über Nacht im Kühlschrank ziehen lassen.
2. **Hähnchen grillen:** Den Grill auf mittlere Hitze vorheizen. Hähnchenbrustfilets ca. 6-7 Minuten pro Seite grillen, bis sie vollständig durchgegart sind. Vom Grill nehmen und leicht abkühlen lassen. Danach in Streifen schneiden.

3. **Salat vorbereiten:** In einer großen Schüssel den gemischten Salat, Mais, schwarze Bohnen, rote Paprika, Avocado, rote Zwiebel und Koriander vermischen.

4. **Dressing zubereiten:** In einer kleinen Schüssel griechischen Joghurt, Limettensaft, Honig und Kreuzkümmel gut vermischen.

5. **Salat anrichten:** Den vorbereiteten Salat auf Teller verteilen, Hähnchenstreifen darüber geben und mit der restlichen BBQ-Sauce beträufeln. Das Dressing darüber verteilen oder separat servieren.

Nährwertangaben (pro Portion):

- Kalorien: ca. 350 kcal
- Eiweiß: 30 g
- Fett: 15 g
- Kohlenhydrate: 25 g
- Ballaststoffe: 8 g

Portionsgröße: 4 Portionen

Kochzeit: 30 Minuten (plus Marinierzeit)

Vegetarische und Vegane Optionen

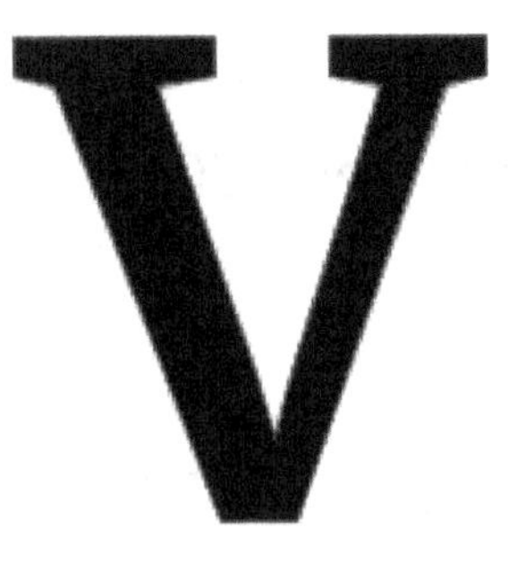

Vegetarische und vegane Optionen für das Mittagessen in der Meal-Prep-Praxis bieten eine Vielzahl von nahrhaften, schmackhaften und abwechslungsreichen Gerichten, die leicht im Voraus zubereitet werden können. Diese Gerichte sind nicht nur gesund, sondern auch vielseitig, da sie verschiedene Geschmacksrichtungen und Texturen kombinieren, um den Appetit zu stillen und den Nährstoffbedarf zu decken.

Quinoa-Gemüse-Bowl mit geröstetem Gemüse und Tahini-Dressing ist eine perfekte Option. Kombiniert mit geröstetem Gemüse wie Paprika, Zucchini und Karotten sowie einem cremigen Tahini-Dressing, bietet diese Bowl eine ausgewogene Mischung aus Kohlenhydraten, Proteinen und gesunden Fetten. Die Zubereitung im Voraus ist einfach: Quinoa kochen, Gemüse rösten und das Dressing separat aufbewahren, um die Frische zu erhalten.

Ein weiteres beliebtes Gericht ist Linsensalat mit frischen Kräutern und Zitronen-Vinaigrette. Linsen sind reich an Eiweiß und Ballaststoffen, was sie zu einer sättigenden Zutat macht. Der Salat kann mit frischen Kräutern wie Petersilie und Koriander, gehacktem Gemüse wie Tomaten und Gurken sowie einer Zitronen-Vinaigrette angerichtet werden. Dieser Salat bleibt im Kühlschrank mehrere Tage frisch und eignet sich hervorragend für unterwegs.

Falafel mit Hummus und Gemüse ist eine weitere köstliche Option. Selbstgemachte Falafel aus Kichererbsen sind knusprig und proteinreich. Kombiniert mit cremigem Hummus, knackigem Gemüse wie Gurken und Karotten sowie einem Vollkorn-Pita-Brot entsteht ein nahrhaftes und ausgewogenes Mittagessen. Die Falafel können im Voraus gebacken und eingefroren werden, sodass sie bei Bedarf schnell aufgetaut und erwärmt werden können.

Gemüsecurry mit Kokosmilch und braunem Reis ist ein herzhaftes Gericht, das sich gut für die Zubereitung im Voraus eignet. Das Curry kann aus einer Vielzahl von Gemüsesorten wie Süßkartoffeln, Blumenkohl und Spinat zubereitet werden und wird in einer würzigen Kokosmilchsauce gekocht. Serviert mit braunem Reis, bietet dieses Gericht eine Fülle an Vitaminen, Mineralstoffen und Ballaststoffen. Es kann in Einzelportionen aufgeteilt und eingefroren werden, um während der Woche schnell verfügbare Mahlzeiten zu haben.

Vegane Burrito-Bowls mit schwarzen Bohnen, Mais, Avocado und Salsa sind ideal für ein schnelles und sättigendes Mittagessen. Schwarze Bohnen liefern Protein und Ballaststoffe, während Mais, Avocado und Salsa für Geschmack und Textur sorgen. Diese Bowls können im Voraus zubereitet und in Glasbehältern aufbewahrt werden, um die Frische zu bewahren. Das Hinzufügen von Quinoa oder braunem Reis kann zusätzliche Nährstoffe und Sättigung bieten.

Pasta-Salat mit Pesto und Gemüse ist eine einfache und köstliche Option. Vollkornnudeln bieten eine gute Basis, die mit frischem Gemüse wie Kirschtomaten, Zucchini und Paprika sowie einem selbstgemachten Basilikum-Pesto kombiniert wird. Dieser Salat ist nicht nur leicht vorzubereiten, sondern bleibt auch im Kühlschrank mehrere Tage frisch und schmackhaft.

Eine köstliche und nährstoffreiche vegane Option ist ein Buddha-Bowl mit einer Vielzahl von Zutaten wie Süßkartoffeln, Kichererbsen, Avocado, Quinoa und einem Tahini-Zitronen-Dressing. Diese Bowls sind bunt, nahrhaft und lassen sich leicht im Voraus zubereiten. Die verschiedenen Komponenten können separat aufbewahrt und vor dem Verzehr zusammengefügt werden, um die Frische zu erhalten.

Gefüllte Paprika mit Quinoa, schwarzen Bohnen und Gemüse sind ebenfalls eine wunderbare Meal-Prep-Option. Die Paprika können im Voraus gefüllt und gebacken werden. Sie lassen sich gut im Kühlschrank aufbewahren und bei Bedarf schnell erwärmen. Dieses Gericht ist nicht nur nahrhaft, sondern auch optisch ansprechend und eignet sich hervorragend für eine ausgewogene Mahlzeit.

Chickpea-Tikka-Masala mit Basmatireis ist eine aromatische und sättigende Option. Das Gericht besteht aus Kichererbsen, die in einer würzigen Tomaten-Curry-Sauce gekocht und mit Basmatireis serviert werden. Es kann in großen Mengen zubereitet und in Einzelportionen eingefroren werden, was es zu einer praktischen Option für die Wochenplanung macht.

Eine frische und leichte Option ist ein Couscous-Salat mit gegrilltem Gemüse und einer Zitronen-Minze-Vinaigrette. Der Couscous kann schnell zubereitet und mit gegrilltem Gemüse wie Zucchini, Auberginen und Paprika sowie einer erfrischenden Zitronen-Minze-Vinaigrette kombiniert werden. Dieser Salat ist ideal für warme Tage und bleibt im Kühlschrank mehrere Tage frisch.

Falafel-Bowls

Zutaten:

Für die Falafel:

- 1 Tasse getrocknete Kichererbsen (über Nacht eingeweicht)
- 1 kleine Zwiebel, grob gehackt
- 2 Knoblauchzehen, grob gehackt

- 1 Tasse frische Petersilie, grob gehackt

- 1 Tasse frischer Koriander, grob gehackt

- 1 TL Kreuzkümmel

- 1 TL Korianderpulver

- 1 TL Backpulver

- Salz und Pfeffer nach Geschmack

- 2-3 EL Mehl (nach Bedarf)

- Öl zum Braten (z.B. Rapsöl oder Olivenöl)

Für die Bowl:

- 1 Tasse Quinoa

- 2 Tassen Wasser

- 1 Avocado, in Scheiben geschnitten

- 1 Tasse Kirschtomaten, halbiert

- 1 Gurke, in Scheiben geschnitten

- 1/2 rote Zwiebel, dünn geschnitten

- 1 Tasse gemischte Salatblätter

Für das Hummus-Dressing:

- 1/2 Tasse Hummus

- 2 EL Zitronensaft

- 2 EL Olivenöl

- 2-3 EL Wasser (zum Verdünnen)

- Salz und Pfeffer nach Geschmack

Anleitung:

Falafel zubereiten:

1. Die eingeweichten Kichererbsen abgießen und gut abtropfen lassen.
   In eine Küchenmaschine geben.
2. Zwiebel, Knoblauch, Petersilie, Koriander, Kreuzkümmel,
   Korianderpulver, Backpulver, Salz und Pfeffer hinzufügen. Pulsieren,
   bis die Mischung grob zerkleinert ist und zusammenhält. Falls die
   Mischung zu feucht ist, etwas Mehl hinzufügen.
3. Aus der Mischung kleine Kugeln oder Patties formen.
4. Das Öl in einer Pfanne erhitzen und die Falafel bei mittlerer Hitze
   goldbraun und knusprig braten. Auf Küchenpapier abtropfen lassen.

Quinoa zubereiten:

1. Quinoa in einem Sieb unter kaltem Wasser abspülen.
2. Wasser in einem Topf zum Kochen bringen, Quinoa hinzufügen, die
   Hitze reduzieren und abdecken. Etwa 15 Minuten köcheln lassen, bis
   das Wasser aufgenommen ist und die Quinoa weich ist. Mit einer
   Gabel auflockern und beiseite stellen.

Hummus-Dressing zubereiten:

1. Hummus, Zitronensaft, Olivenöl, Wasser, Salz und Pfeffer in einer
   kleinen Schüssel gut vermischen. Bei Bedarf mehr Wasser
   hinzufügen, um die gewünschte Konsistenz zu erreichen.

Bowl zusammenstellen:

1. Eine Portion Quinoa in jede Schüssel geben.
2. Avocado, Kirschtomaten, Gurke, rote Zwiebel und gemischte
   Salatblätter um die Quinoa herum anrichten.
3. Die warmen Falafel auf die Schüsseln legen.

4. Mit dem Hummus-Dressing beträufeln und sofort servieren.

Nährwertangaben (pro Portion):

- Kalorien: ca. 450
- Eiweiß: 16g
- Fett: 20g
- Kohlenhydrate: 55g
- Ballaststoffe: 14g
- Zucker: 5g

Portionsgröße: 1 Bowl

Kochzeit:

- Vorbereitung: 15 Minuten
- Kochen: 45 Minuten
- Gesamtzeit: 60 Minuten

Buddha-Bowl mit Tahini-Dressing

Zutaten:

- 1 Tasse Quinoa
- 1 Süßkartoffel, geschält und gewürfelt
- 1 Tasse Kichererbsen (vorgekocht oder aus der Dose, abgetropft)
- 1 Tasse Brokkoli, in Röschen zerteilt
- 1 Avocado, in Scheiben geschnitten
- 1/2 Tasse Rotkohl, fein geschnitten
- 1 Karotte, geschält und geraspelt
- 2 EL Olivenöl

- 1 TL Paprika

- 1 TL Kreuzkümmel

- 1 TL Kurkuma

- Salz und Pfeffer nach Geschmack

Für das Tahini-Dressing:

- 1/4 Tasse Tahini

- 2 EL Zitronensaft

- 1 EL Olivenöl

- 1 Knoblauchzehe, gehackt

- 2-3 EL Wasser (nach Bedarf für die Konsistenz)

- 1 TL Ahornsirup oder Honig

- Salz und Pfeffer nach Geschmack

Anleitung:

1. Quinoa nach Packungsanweisung kochen. In der Regel wird die Quinoa in doppelter Menge Wasser zum Kochen gebracht, dann auf niedriger Hitze 15 Minuten köcheln lassen, bis das Wasser absorbiert ist und die Quinoa locker ist. Vom Herd nehmen und abkühlen lassen.

2. Ofen auf 200°C vorheizen. Die gewürfelte Süßkartoffel auf einem Backblech verteilen, mit 1 EL Olivenöl, Paprika, Kreuzkümmel, Kurkuma, Salz und Pfeffer würzen. Für etwa 25-30 Minuten rösten, bis sie weich und leicht karamellisiert ist.

3. In der Zwischenzeit den Brokkoli in Röschen teilen, mit 1 EL Olivenöl, Salz und Pfeffer vermengen und für 15-20 Minuten in den Ofen geben oder bis der Brokkoli zart und leicht geröstet ist.

4. Für das Tahini-Dressing alle Zutaten in eine Schüssel geben und gut vermengen. Bei Bedarf Wasser hinzufügen, um die gewünschte Konsistenz zu erreichen. Abschmecken und nach Belieben nachwürzen.

5. Die Kichererbsen nach Belieben würzen und entweder in einer Pfanne mit etwas Olivenöl anbraten oder einfach so verwenden, wenn sie bereits vorgekocht sind.

6. Die Buddha-Bowl zusammenstellen: Eine Portion Quinoa als Basis verwenden, darauf die geröstete Süßkartoffel, Brokkoli, Kichererbsen, Avocado, Rotkohl und Karotte anrichten.

7. Mit dem Tahini-Dressing beträufeln und sofort servieren oder in den Kühlschrank stellen und später genießen.

Nährwertangaben (pro Portion, bei 4 Portionen):

- Kalorien: 450 kcal
- Fett: 23 g
- Kohlenhydrate: 50 g
- Ballaststoffe: 10 g
- Eiweiß: 12 g

Portionsgröße: 1 Bowl

Kochzeit: 40-45 Minuten

Tofu-Gemüse-Stir-Fry

Zutaten:

- 1 Block Tofu (etwa 400 g), fest und gut abgetropft

- 2 EL Sesamöl

- 1 rote Paprika, in Streifen geschnitten

- 1 grüne Paprika, in Streifen geschnitten

- 1 Karotte, in dünne Scheiben geschnitten

- 1 Zucchini, in Halbmonde geschnitten

- 1 Brokkoli-Röschen, in kleine Stücke geschnitten

- 3 Frühlingszwiebeln, in Ringe geschnitten

- 2 Knoblauchzehen, fein gehackt

- 1 Stück Ingwer (etwa 2 cm), fein gehackt

- 3 EL Sojasauce (oder Tamari für glutenfreie Variante)

- 1 EL Reisessig

- 1 EL Ahornsirup oder Honig

- 1 TL Maisstärke, gemischt mit 2 EL Wasser (für die Sauce)

- 2 EL Sesamsamen (zum Garnieren)

- Frischer Koriander (optional, zum Garnieren)

Anleitung:

1. Den Tofu in Würfel schneiden und in einer heißen Pfanne mit 1 EL Sesamöl rundherum goldbraun braten. Den Tofu aus der Pfanne nehmen und beiseite stellen.

2. In derselben Pfanne das restliche Sesamöl erhitzen. Knoblauch und Ingwer hinzufügen und kurz anbraten, bis sie duften.

3. Paprika, Karotte, Zucchini und Brokkoli in die Pfanne geben. Unter ständigem Rühren etwa 5-7 Minuten braten, bis das Gemüse bissfest ist.

4. Die Sojasauce, den Reisessig und den Ahornsirup zu dem Gemüse geben und gut vermengen. Die Mischung zum Kochen bringen.

5. Die Maisstärke-Mischung hinzufügen und umrühren, bis die Sauce eingedickt ist.

6. Den gebratenen Tofu wieder in die Pfanne geben und vorsichtig unter das Gemüse heben, damit der Tofu die Sauce aufnimmt.

7. Mit Sesamsamen und optional frischem Koriander garnieren. Sofort servieren oder für später in einem luftdichten Behälter aufbewahren.

Nährwertangaben pro Portion:

- Kalorien: 280
- Eiweiß: 18 g
- Fett: 18 g
- Kohlenhydrate: 14 g
- Ballaststoffe: 4 g
- Zucker: 8 g

Portionen: Reicht für 4 Portionen

Kochzeit: Etwa 25 Minuten

Quinoa-Gemüse-Pfanne

Zutaten:

- 1 Tasse Quinoa
- 2 Tassen Gemüsebrühe
- 1 EL Olivenöl
- 1 Zwiebel, gewürfelt
- 2 Knoblauchzehen, fein gehackt
- 1 rote Paprika, gewürfelt

- 1 Zucchini, gewürfelt

- 1 Karotte, in Scheiben geschnitten

- 1 Tasse Kirschtomaten, halbiert

- 1 Tasse frischer Spinat

- 1 TL Kreuzkümmel

- 1 TL Paprika (edelsüß)

- 1/2 TL Kurkuma

- Salz und Pfeffer nach Geschmack

- Frische Kräuter zum Garnieren (z.B. Petersilie oder Koriander)

Anleitung:

1. Die Quinoa gründlich abspülen. In einem mittelgroßen Topf die Gemüsebrühe zum Kochen bringen. Die Quinoa hinzufügen, die Hitze reduzieren und abgedeckt 15 Minuten köcheln lassen, bis die Flüssigkeit aufgesogen und die Quinoa zart ist. Vom Herd nehmen und mit einer Gabel auflockern.

2. In einer großen Pfanne das Olivenöl erhitzen. Die gewürfelte Zwiebel hinzufügen und bei mittlerer Hitze 3-4 Minuten anschwitzen, bis sie weich und durchsichtig ist.

3. Den Knoblauch hinzufügen und 1 weitere Minute anbraten, bis er duftet.

4. Paprika, Zucchini und Karotten in die Pfanne geben. Das Gemüse 5-7 Minuten anbraten, bis es leicht gebräunt und zart ist.

5. Die Kirschtomaten und den frischen Spinat hinzufügen und unter Rühren 2-3 Minuten weiterbraten, bis der Spinat zusammenfällt und die Tomaten weich werden.

6. Kreuzkümmel, Paprika, Kurkuma sowie Salz und Pfeffer hinzufügen und gut vermengen.

7. Die gekochte Quinoa in die Pfanne geben und alles gut miteinander vermengen, damit sich die Gewürze gleichmäßig verteilen.

8. Die Pfanne vom Herd nehmen und nach Belieben mit frischen Kräutern garnieren. Servieren und genießen.

Ernährungsinformation pro Portion:

- Kalorien: ca. 320 kcal
- Eiweiß: ca. 10 g
- Kohlenhydrate: ca. 45 g
- Fett: ca. 10 g
- Ballaststoffe: ca. 7 g
- Zucker: ca. 6 g

Portionsgröße:

- Ca. 1 1/2 Tassen pro Portion

Kochzeit:

- Gesamtzeit: ca. 30 Minuten

Linsen-Curry

Zutaten:

- 200 g grüne oder braune Linsen
- 1 große Zwiebel, fein gewürfelt
- 2 Knoblauchzehen, gehackt

- 1 Stück Ingwer (ca. 2 cm), frisch gerieben
- 1 rote Paprika, gewürfelt
- 2 Karotten, in Scheiben geschnitten
- 1 große Tomate, gewürfelt
- 1 Dose Kokosmilch (400 ml)
- 2 EL Currypulver
- 1 TL Kreuzkümmel
- 1 TL Korianderpulver
- 1 TL Kurkuma
- 1 TL Paprikapulver
- 1 TL Salz (nach Geschmack)
- 1/2 TL schwarzer Pfeffer
- 2 EL Olivenöl oder Kokosöl
- Frischer Koriander zum Garnieren (optional)
- 1 Limette, in Spalten geschnitten (optional)

Anleitung:

1. Die Linsen nach Packungsanweisung in einem Sieb abspülen und abtropfen lassen.
2. In einem großen Topf oder einer tiefen Pfanne das Öl erhitzen. Die gewürfelte Zwiebel, den Knoblauch und den geriebenen Ingwer hinzufügen und bei mittlerer Hitze anbraten, bis die Zwiebel weich und glasig ist.
3. Currypulver, Kreuzkümmel, Korianderpulver, Kurkuma, Paprikapulver, Salz und Pfeffer hinzufügen und gut umrühren, bis die Gewürze duften.

4. Die gewürfelte Paprika, Karotten und Tomaten hinzufügen und kurz anbraten.

5. Die Linsen hinzufügen und gut umrühren, um sie mit den Gewürzen zu vermengen.

6. Die Kokosmilch hinzufügen und zum Kochen bringen. Dann die Hitze reduzieren und das Curry bei niedriger Hitze etwa 25-30 Minuten köcheln lassen, bis die Linsen weich sind und das Curry eingedickt ist. Gelegentlich umrühren.

7. Nach Belieben mit frischem Koriander garnieren und mit Limettenspalten servieren.

Nährwertangaben (pro Portion, basierend auf 4 Portionen):

- Kalorien: 350 kcal
- Eiweiß: 15 g
- Fett: 18 g
- Kohlenhydrate: 40 g
- Ballaststoffe: 12 g
- Zucker: 6 g

Portionsgröße:

- 1 Portion entspricht etwa 1 1/2 Tassen Linsen-Curry

Kochzeit:

- Gesamtzeit: 40-45 Minuten
- Vorbereitung: 10 Minuten
- Kochzeit: 30 Minuten

Kapitel 4: Abendessen

Einfache Abendessen

Einfache Abendessen sind ein zentraler Bestandteil des Meal Preps, da sie dazu beitragen, nach einem langen Arbeitstag schnell eine nahrhafte und köstliche Mahlzeit zu genießen. Bei der Auswahl von Rezepten für einfache Abendessen sollte darauf geachtet werden, dass sie sowohl zeitsparend als auch vielseitig sind und sich gut für die Vorbereitung in großen Mengen eignen.

Ein wesentlicher Aspekt der einfachen Abendessen ist die Auswahl von Rezepten, die sich gut für die Aufbewahrung und Wiedererwärmung eignen. Gerichte wie Aufläufe, Eintöpfe und gebackene Mahlzeiten sind ideal, da sie oft noch besser schmecken, nachdem die Aromen Zeit hatten, sich zu entfalten. Solche Gerichte können in großen Portionen zubereitet und in einzelnen Portionen eingefroren werden, sodass sie jederzeit schnell aufgewärmt werden können.

Für schnelle und unkomplizierte Abendessen eignen sich auch Rezeptideen wie One-Pot-Gerichte, bei denen alle Zutaten in einem Topf gekocht werden. Diese Art von Rezept spart nicht nur Zeit beim Kochen, sondern auch beim Abwasch. Gerichte wie Risotto, Chili oder Currys sind Beispiele für One-Pot-Mahlzeiten, die sich leicht vorbereiten lassen und durch ihre Vielseitigkeit an verschiedene Geschmäcker angepasst werden können.

Fleischgerichte wie gebackene Hähnchenbrust oder Schweinekoteletts sind ebenfalls ausgezeichnete Optionen für einfache Abendessen. Sie können mit verschiedenen Beilagen wie Ofenkartoffeln oder gedünstetem Gemüse kombiniert werden. Das Vorbereiten von Fleisch in großen Mengen und das anschließende Portionieren und Einfrieren erleichtert die Zubereitung von Mahlzeiten unter der Woche.

Vegetarische und vegane Optionen bieten ebenfalls viel Flexibilität und sind oft schneller zuzubereiten. Gerichte wie gefüllte Paprika, Gemüselasagne oder Quinoa-Salate sind nahrhaft und einfach zuzubereiten. Diese Mahlzeiten können im Voraus zubereitet und in Portionen verpackt werden, was eine schnelle und gesunde Abendessen-Option bietet.

Die Verwendung von Tiefkühlgemüse kann ebenfalls eine große Zeitersparnis darstellen. Tiefkühlgemüse ist bereits vorgegart und kann direkt in Gerichte wie Pfannengerichte, Suppen oder Aufläufe integriert werden. Dies spart nicht nur Zeit bei der Zubereitung, sondern auch beim Einkauf, da das Gemüse lange haltbar ist.

Zusätzlich ist es hilfreich, Rezepte zu wählen, die sich leicht anpassen lassen. Zum Beispiel können einfache Rezepte wie gebratene Reisgerichte oder Pfannengerichte mit unterschiedlichen Zutaten variiert werden, je nachdem, was gerade verfügbar ist oder welche Geschmäcker bevorzugt werden.

Eine gute Planung ist der Schlüssel zu einem erfolgreichen Meal Prep für Abendessen. Indem Sie sich einen wöchentlichen Essensplan erstellen und entsprechende Zutaten einkaufen, können Sie die Vorbereitungszeit minimieren und sicherstellen, dass immer eine gesunde und schmackhafte Mahlzeit bereitsteht. Das Vorbereiten von Zutaten wie geschnittenem Gemüse oder mariniertem Fleisch im Voraus kann ebenfalls die Zubereitungszeit für die täglichen Abendessen erheblich reduzieren.

Durch die Auswahl von Rezepten, die gut für die Aufbewahrung und Wiedererwärmung geeignet sind, und durch effiziente Planung und Vorbereitung, können Sie sicherstellen, dass Ihre Abendessen sowohl einfach als auch gesund sind. Diese Herangehensweise unterstützt eine ausgewogene Ernährung und hilft, den Stress bei der täglichen Mahlzeitenzubereitung zu minimieren.

Spaghetti mit Tomatensauce

Zutaten:

- 400 g Spaghetti
- 2 EL Olivenöl
- 1 Zwiebel, fein gehackt
- 2 Knoblauchzehen, gehackt
- 1 Karotte, gewürfelt
- 1 Selleriestange, gewürfelt
- 800 g Dosentomaten (ganz oder gehackt)
- 2 EL Tomatenmark
- 1 TL Zucker
- 1 TL getrockneter Oregano
- 1 TL getrockneter Basilikum
- 1 Lorbeerblatt
- Salz und Pfeffer nach Geschmack

- 1 Handvoll frisches Basilikum, gehackt (optional)
- Geriebener Parmesan zum Servieren (optional)

Anleitung:

1. Die Spaghetti nach Packungsanweisung in reichlich Salzwasser al dente kochen. Abgießen und beiseite stellen.
2. In einem großen Topf oder einer tiefen Pfanne das Olivenöl erhitzen. Zwiebel, Knoblauch, Karotte und Sellerie hinzufügen und bei mittlerer Hitze etwa 5-7 Minuten anbraten, bis das Gemüse weich ist.
3. Tomatenmark hinzufügen und 1-2 Minuten mitbraten, bis es leicht karamellisiert.
4. Die Dosentomaten samt Saft hinzufügen und mit einem Löffel leicht zerdrücken, um sie zu zerkleinern.
5. Zucker, Oregano, Basilikum und das Lorbeerblatt einrühren. Mit Salz und Pfeffer abschmecken.
6. Die Sauce zum Kochen bringen, dann die Hitze reduzieren und 15-20 Minuten köcheln lassen, bis sie eingedickt ist und die Aromen gut durchgezogen sind.
7. Die gekochten Spaghetti zur Sauce geben und gut vermengen, damit die Pasta gleichmäßig mit der Sauce bedeckt ist.
8. Nach Belieben mit frischem Basilikum und geriebenem Parmesan servieren.

Nährwertangaben (pro Portion, basierend auf 4 Portionen):

- Kalorien: 420 kcal
- Fett: 12 g
- Gesättigte Fettsäuren: 2 g

- Kohlenhydrate: 60 g

- Zucker: 8 g

- Eiweiß: 12 g

- Ballaststoffe: 6 g

- Natrium: 600 mg

Portionsgröße: Eine Portion entspricht etwa 1/4 der gesamten Menge, also ungefähr 250 g Spaghetti mit Sauce.

Kochzeit:

- Vorbereitung: 10 Minuten

- Kochzeit der Sauce: 20 Minuten

- Gesamtkochzeit: 30 Minuten

Gegrilltes Hähnchen mit Süßkartoffeln

Zutaten:

- 4 Hähnchenbrustfilets

- 4 mittelgroße Süßkartoffeln

- 2 Esslöffel Olivenöl

- 1 Teelöffel Paprikapulver

- 1 Teelöffel Knoblauchpulver

- 1 Teelöffel Kreuzkümmel

- 1 Teelöffel getrockneter Thymian

- 1 Teelöffel Rosmarin

- Salz und Pfeffer nach Geschmack

- 1 Zitrone (für den Saft)

- 2 Knoblauchzehen, gehackt

- Frische Petersilie zum Garnieren (optional)

Anleitung:

1. **Vorbereitung der Süßkartoffeln:** Die Süßkartoffeln schälen und in Würfel schneiden. In eine große Schüssel geben und mit 1 Esslöffel Olivenöl, Paprikapulver, Knoblauchpulver, Kreuzkümmel, Thymian, Rosmarin, Salz und Pfeffer vermengen. Die gewürzten Süßkartoffeln gleichmäßig auf einem Backblech verteilen.

2. **Backen der Süßkartoffeln:** Die Süßkartoffeln bei 200°C (Ober-/Unterhitze) etwa 25-30 Minuten im Ofen rösten, bis sie weich und leicht karamellisiert sind. Zwischendurch einmal wenden, um eine gleichmäßige Röstung zu gewährleisten.

3. **Vorbereitung des Hähnchens:** Während die Süßkartoffeln rösten, die Hähnchenbrustfilets unter kaltem Wasser abspülen und trocken tupfen. In einer kleinen Schüssel 1 Esslöffel Olivenöl, gehackten Knoblauch, Zitronensaft, Salz und Pfeffer vermischen. Die Hähnchenbrustfilets in der Marinade wenden und mindestens 15 Minuten ziehen lassen.

4. **Grillen des Hähnchens:** Den Grill auf mittlere bis hohe Hitze vorheizen. Die Hähnchenbrustfilets auf den Grill legen und etwa 6-7 Minuten pro Seite grillen, bis sie durchgegart sind und eine Innentemperatur von 75°C erreicht haben. Alternativ kann das Hähnchen auch in einer Grillpfanne auf dem Herd zubereitet werden.

5. **Servieren:** Das gegrillte Hähnchen zusammen mit den gerösteten Süßkartoffeln anrichten. Nach Belieben mit frischer Petersilie garnieren und servieren.

Nährwertangaben pro Portion (Basierend auf 4 Portionen):

- Kalorien: 400 kcal

- Eiweiß: 30 g

- Kohlenhydrate: 40 g

- Fett: 12 g

- Ballaststoffe: 6 g

- Zucker: 8 g

Portionsgröße: 1 Hähnchenbrustfilet und etwa 1 Tasse geröstete Süßkartoffeln

Kochzeit: Insgesamt etwa 40-45 Minuten (25-30 Minuten für die Süßkartoffeln und 15-20 Minuten für das Hähnchen)

Lachsfilet mit Zitronen-Dill-Sauce

Zutaten:

- 4 Lachsfilets (je etwa 150-200 g)

- 2 EL Olivenöl

- Salz und Pfeffer nach Geschmack

- 1 Zitrone (Saft und abgeriebene Schale)

- 1 Knoblauchzehe, fein gehackt

- 200 ml Sahne

- 1 TL Dijon-Senf

- 2 EL frischer Dill, fein gehackt

- 1 TL getrockneter Thymian

- 1 TL getrockneter Dill

Anleitung:

1. Den Backofen auf 180°C vorheizen.
2. Die Lachsfilets mit Olivenöl einreiben und mit Salz und Pfeffer würzen. Auf ein Backblech legen und im vorgeheizten Ofen 12-15 Minuten backen, bis der Lachs gar und leicht rosa in der Mitte ist.
3. Während der Lachs im Ofen ist, die Zitronen-Dill-Sauce zubereiten. In einem kleinen Topf das Olivenöl erhitzen und den fein gehackten Knoblauch darin bei mittlerer Hitze anbraten, bis er duftet (etwa 1 Minute).
4. Die Sahne hinzufügen und zum Kochen bringen. Den Dijon-Senf einrühren und die Sauce 5 Minuten köcheln lassen, bis sie etwas eingedickt ist.
5. Den Zitronensaft, die Zitronenschale, den frischen Dill, den getrockneten Thymian und den getrockneten Dill hinzufügen. Gut umrühren und mit Salz und Pfeffer abschmecken.
6. Die Sauce vom Herd nehmen und warm halten, bis die Lachsfilets fertig gebacken sind.
7. Die Lachsfilets aus dem Ofen nehmen und auf Teller anrichten. Die Zitronen-Dill-Sauce gleichmäßig über die Filets gießen und sofort servieren.

Nährwertangaben (pro Portion):

- Kalorien: ca. 320 kcal
- Eiweiß: ca. 25 g
- Fett: ca. 22 g
- Kohlenhydrate: ca. 7 g

- Ballaststoffe: ca. 1 g

Portionsgröße:

- 1 Lachsfilet (etwa 150-200 g) mit 3-4 EL Zitronen-Dill-Sauce

Kochzeit:

- Gesamtzeit: ca. 20 Minuten
  - Vorbereitungszeit: 5 Minuten
  - Kochzeit: 15 Minuten

Quinoa-Salat mit Feta

Zutaten:

- 200 g Quinoa
- 400 ml Wasser
- 200 g Feta-Käse, gewürfelt
- 1 Gurke, gewürfelt
- 1 Paprika (rot oder gelb), gewürfelt
- 150 g Kirschtomaten, halbiert
- 1 rote Zwiebel, fein gewürfelt
- 1 Handvoll frische Petersilie, gehackt
- 2 EL Olivenöl
- 1 EL Zitronensaft
- 1 TL getrockneter Oregano
- Salz und Pfeffer nach Geschmack

Anleitung:

1. Quinoa gründlich unter kaltem Wasser abspülen, um die Bitterstoffe zu entfernen.

2. In einem mittelgroßen Topf das Wasser zum Kochen bringen. Quinoa hinzufügen, die Hitze reduzieren und zugedeckt etwa 15 Minuten köcheln lassen, bis das Wasser aufgenommen und die Quinoa zart ist. Vom Herd nehmen und 5 Minuten ruhen lassen, dann mit einer Gabel auflockern.

3. Während die Quinoa kocht, das Gemüse vorbereiten: Gurke, Paprika, Kirschtomaten und Zwiebel in eine große Schüssel geben.

4. Den gekochten Quinoa abkühlen lassen und zu dem Gemüse in die Schüssel geben.

5. Feta-Käse und Petersilie hinzufügen.

6. In einer kleinen Schüssel Olivenöl, Zitronensaft, Oregano, Salz und Pfeffer vermengen. Das Dressing über den Salat gießen und gut vermengen, sodass alle Zutaten gleichmäßig bedeckt sind.

7. Den Salat mindestens 30 Minuten im Kühlschrank durchziehen lassen, damit sich die Aromen entfalten können.

Nährwertangaben (pro Portion, basierend auf 4 Portionen):

- Kalorien: 320 kcal
- Eiweiß: 12 g
- Kohlenhydrate: 28 g
- Fett: 18 g
- Ballaststoffe: 4 g

Portionsgröße:

- Etwa 250 g pro Portion

Kochzeit:

- 20 Minuten (zubereiten)
- 30 Minuten (kühlen)

Gemüselasagne

Zutaten:

- 12 Lasagneblätter (vorgekocht oder frisch)
- 2 Esslöffel Olivenöl
- 1 große Zwiebel, gewürfelt
- 3 Knoblauchzehen, fein gehackt
- 1 rote Paprika, gewürfelt
- 1 gelbe Paprika, gewürfelt
- 1 Zucchini, gewürfelt
- 1 Aubergine, gewürfelt
- 200 g Champignons, in Scheiben geschnitten
- 400 g Spinat (frisch oder tiefgekühlt)
- 700 g passierte Tomaten
- 2 Esslöffel Tomatenmark
- 1 Teelöffel getrockneter Oregano
- 1 Teelöffel getrockneter Basilikum
- 1/2 Teelöffel Paprikapulver
- 1/2 Teelöffel Salz
- 1/4 Teelöffel Pfeffer
- 250 g Ricotta
- 200 g geriebener Mozzarella
- 100 g geriebener Parmesan

- Frische Basilikumblätter zum Garnieren (optional)

Anleitung:

1. **Vorbereitung des Gemüses:** Das Olivenöl in einer großen Pfanne erhitzen. Zwiebel und Knoblauch darin anbraten, bis sie weich sind. Paprika, Zucchini, Aubergine und Champignons hinzufügen und bei mittlerer Hitze braten, bis das Gemüse weich ist.

2. **Spinat und Sauce:** Den Spinat hinzufügen und kurz mitbraten, bis er zusammenfällt. Passierte Tomaten, Tomatenmark, Oregano, Basilikum, Paprikapulver, Salz und Pfeffer in die Pfanne geben und gut umrühren. Die Sauce etwa 10 Minuten köcheln lassen, bis sie etwas eingedickt ist.

3. **Lasagneblätter:** Falls Sie ungekochte Lasagneblätter verwenden, diese nach Packungsanweisung kochen und abtropfen lassen.

4. **Schichten:** Eine Auflaufform leicht einfetten. Eine Schicht Lasagneblätter auf dem Boden der Form auslegen. Ein Drittel der Gemüsesauce gleichmäßig darauf verteilen. Einen Löffel Ricotta auf der Sauce verstreichen und mit etwas Mozzarella und Parmesan bestreuen. Den Vorgang wiederholen, bis alle Zutaten aufgebraucht sind, wobei die letzte Schicht aus Sauce und Käse besteht.

5. **Backen:** Die Lasagne in den vorgeheizten Ofen bei 180°C (Umluft 160°C) schieben und etwa 30-40 Minuten backen, bis der Käse goldbraun und die Lasagne durchgegart ist. Vor dem Servieren einige Minuten ruhen lassen.

Nährwertangaben (pro Portion, basierend auf 6 Portionen):

- Kalorien: 350 kcal

- Fett: 18 g

- Gesättigte Fettsäuren: 8 g

- Kohlenhydrate: 32 g

- Zucker: 8 g

- Eiweiß: 18 g

- Ballaststoffe: 4 g

Portionsgröße:

- Eine Portion entspricht einem Stück Lasagne von etwa 200 g.

Kochzeit:

- Zubereitungszeit: 20 Minuten

- Kochzeit: 30-40 Minuten

- Gesamtzeit: 50-60 Minuten

Familienfreundliche Abendessen

Familienfreundliche Abendessen sind ein zentraler Bestandteil erfolgreicher Meal-Prep-Rezepte, da sie nicht nur geschmacklich überzeugen, sondern auch praktisch und leicht vorzubereiten sein sollten. Bei der Planung solcher Abendessen ist es wichtig, auf Gerichte zu setzen, die sowohl Erwachsenen als auch Kindern schmecken und sich gut für die Vorratshaltung eignen.

Ein entscheidender Faktor ist die Wahl von Rezepten, die sich gut in großen Mengen zubereiten lassen. Eintöpfe, Aufläufe und Pfannengerichte eignen sich hervorragend für Meal Prep, da sie sich einfach portionieren und aufbewahren lassen. Solche Gerichte können nach dem Kochen in luftdichte Behälter gefüllt und im Kühlschrank oder Gefrierschrank gelagert werden, um an einem anderen Tag schnell und bequem serviert zu werden.

Bei der Auswahl von Rezepten ist es sinnvoll, auf Zutaten zu setzen, die einen hohen Nährwert bieten und gleichzeitig bei der ganzen Familie gut ankommen. Hierzu gehören mageres Fleisch wie Hähnchenbrust oder Putenhackfleisch, die leicht verdaulich sind und sich vielseitig kombinieren lassen. Auch Gemüse sollte nicht fehlen, da es wichtige Vitamine und Mineralstoffe liefert. Gemüse wie Karotten, Brokkoli, Paprika und Zucchini sind geschmacklich meist akzeptabel für Kinder und lassen sich gut in verschiedene Gerichte integrieren.

Die Zubereitung von Aufläufen ist besonders familienfreundlich, da sie im Voraus vorbereitet werden können und einfach zu portionieren sind. Ein Klassiker sind beispielsweise Nudelaufläufe, bei denen Vollkornnudeln mit magerem Fleisch und viel Gemüse kombiniert werden. Auch Kartoffelaufläufe oder Lasagne bieten sich an, da sie in großen Mengen zubereitet werden können und sich gut für die Aufbewahrung eignen.

Pfannengerichte wie Stir-Fry oder Gemüsepfannen sind ebenfalls ideal für die Meal Prep. Sie lassen sich schnell zubereiten und können nach Belieben variiert werden. Hier können Sie eine Mischung aus Proteinquellen wie Hähnchen, Tofu oder Rindfleisch mit einer bunten Auswahl an Gemüse kombinieren und mit verschiedenen Saucen abschmecken. Diese Gerichte sind nicht nur nährstoffreich, sondern auch flexibel anpassbar an die Vorlieben Ihrer Familie.

Eintöpfe und Suppen sind perfekte Optionen für kalte Tage und bieten sich besonders für Meal Prep an. Sie können in großen Mengen gekocht und dann portioniert eingefroren werden. Eintöpfe wie Chili con Carne, Linsensuppe oder eine deftige Gemüsesuppe sind herzhaft und sättigend. Sie können diese Gerichte nach dem Auftauen einfach aufwärmen und nach Belieben ergänzen.

Wichtig ist auch, auf eine ausgewogene Zusammensetzung der Mahlzeiten zu achten. Eine ausgewogene Kombination aus Proteinen, komplexen Kohlenhydraten und gesunden Fetten sorgt dafür, dass die Mahlzeiten nicht nur sättigend sind, sondern auch eine gute Nährstoffbilanz aufweisen. Dies trägt dazu bei, dass die Familienmitglieder gut versorgt sind und sich rundum wohlfühlen.

Bei der Planung familienfreundlicher Abendessen sollten Sie auch an die Vorlieben und eventuellen Allergien oder Unverträglichkeiten der Familienmitglieder denken. Es ist hilfreich, Rezepte zu wählen, die leicht angepasst werden können, um spezielle Bedürfnisse zu berücksichtigen. Zum Beispiel können Sie bei der Zubereitung von Aufläufen oder Pfannengerichten alternative Zutaten verwenden, um allergischen Reaktionen vorzubeugen.

Mac and Cheese

Zutaten:

- 250 g Makkaroni
- 2 EL Butter
- 2 EL Mehl

- 500 ml Milch
- 200 g Cheddar-Käse, gerieben
- 100 g Parmesan, gerieben
- 1 TL Senfpulver
- 1 TL Paprikapulver
- Salz und Pfeffer nach Geschmack
- 1 Prise Muskatnuss
- 50 g Semmelbrösel (optional, für eine knusprige Kruste)
- 2 EL Olivenöl (optional, zum Braten der Semmelbrösel)

Anleitung:

1. Die Makkaroni nach Packungsanweisung in einem großen Topf mit Salzwasser al dente kochen. Abgießen und beiseite stellen.
2. In einem großen Topf die Butter bei mittlerer Hitze schmelzen. Das Mehl hinzufügen und unter Rühren 1-2 Minuten anschwitzen, bis es leicht goldbraun ist.
3. Nach und nach die Milch hinzufügen, dabei ständig rühren, um Klumpenbildung zu vermeiden. Die Mischung zum Kochen bringen und unter ständigem Rühren köcheln lassen, bis sie leicht eingedickt ist (etwa 5-7 Minuten).
4. Den geriebenen Cheddar und Parmesan zur Sauce hinzufügen und unter Rühren schmelzen lassen. Senf- und Paprikapulver, Salz, Pfeffer und Muskatnuss hinzufügen und gut vermengen.
5. Die gekochten Makkaroni zur Käsesauce geben und gut vermischen, bis die Nudeln gleichmäßig mit der Sauce bedeckt sind.
6. Wenn gewünscht, die Semmelbrösel in einer kleinen Pfanne mit dem Olivenöl leicht anrösten, bis sie goldbraun und knusprig sind.

7. Die Mac and Cheese-Mischung in eine Auflaufform füllen. Die gerösteten Semmelbrösel gleichmäßig darüber streuen.

8. Im vorgeheizten Ofen bei 180°C (Umluft) etwa 20 Minuten backen, bis die Oberfläche goldbraun und die Sauce sprudelnd ist.

9. Vor dem Servieren 5 Minuten ruhen lassen.

Nährwertangaben pro Portion (ca. 1/6 der Gesamtmenge):

- Kalorien: 450 kcal
- Eiweiß: 20 g
- Fett: 25 g
- Kohlenhydrate: 38 g
- Ballaststoffe: 2 g
- Zucker: 8 g

Portionsgröße:

- Eine Portion entspricht etwa 1 Tasse Mac and Cheese.

Kochzeit:

- Vorbereitung: 10 Minuten
- Kochzeit: 20 Minuten
- Gesamtzeit: 30 Minuten

Hühnchen-Enchiladas

Zutaten:

- 250 g Makkaroni (oder andere kurze Pasta)
- 2 EL Butter

- 2 EL Mehl
- 500 ml Milch
- 200 g Cheddar-Käse, gerieben
- 100 g Parmesan, gerieben
- 1 TL Senfpulver
- 1 TL Paprikapulver
- 1/2 TL Knoblauchpulver
- Salz und Pfeffer nach Geschmack
- 1/2 TL Zwiebelpulver (optional)
- 1/2 Tasse Semmelbrösel
- 2 EL Butter (für die Semmelbrösel)

Anleitung:

1. Die Makkaroni nach Packungsanweisung in leicht gesalzenem Wasser al dente kochen. Abgießen und beiseite stellen.

2. In einem großen Topf die 2 EL Butter bei mittlerer Hitze schmelzen. Das Mehl hinzufügen und unter Rühren etwa 1-2 Minuten anschwitzen, bis es leicht goldbraun ist.

3. Nach und nach die Milch unter ständigem Rühren hinzufügen, um Klumpenbildung zu vermeiden. Die Mischung zum Kochen bringen und rühren, bis sie eindickt und eine glatte Sauce entsteht.

4. Den geriebenen Cheddar-Käse und Parmesan in die Sauce geben und rühren, bis der Käse vollständig geschmolzen und die Sauce cremig ist.

5. Senfpulver, Paprikapulver, Knoblauchpulver, Salz und Pfeffer hinzufügen. Nach Belieben Zwiebelpulver hinzufügen.

6. Die gekochten Makkaroni in die Käsesauce geben und gut vermengen, sodass alle Nudeln gleichmäßig bedeckt sind.

7. Eine Auflaufform einfetten und die Mac and Cheese-Mischung darin verteilen.

8. Für das Topping die Semmelbrösel in einer Pfanne mit 2 EL Butter anrösten, bis sie goldbraun sind. Über die Mac and Cheese streuen.

9. Die Auflaufform in den vorgeheizten Ofen bei 180 °C (350 °F) stellen und 20-25 Minuten backen, bis die Oberfläche goldbraun und knusprig ist.

Nährwertangaben (pro Portion, bei 6 Portionen):

- Kalorien: 500 kcal
- Fett: 28 g
- Gesättigte Fette: 16 g
- Kohlenhydrate: 43 g
- Zucker: 7 g
- Eiweiß: 22 g
- Ballaststoffe: 2 g

Portionsgröße:

- Eine Portion entspricht etwa 1 Tasse (250 g) Mac and Cheese.

Kochzeit:

- Gesamtzeit: 45-50 Minuten (inklusive Koch- und Backzeit)

Spinat-Feta-Pasteten

Zutaten:

- 500 g frischer Spinat (alternativ tiefgekühlter Spinat, gut abgetropft)
- 200 g Feta-Käse, zerbröselt
- 1 Zwiebel, fein gehackt
- 2 Knoblauchzehen, fein gehackt
- 1 EL Olivenöl
- 1 TL getrockneter Thymian
- 1 TL getrockneter Oregano
- 1/2 TL Muskatnuss, frisch gerieben
- 1 Ei, zum Verquirlen
- 1 Packung Blätterteig (ungefähr 275 g, aufgetaut)
- Salz und Pfeffer nach Geschmack

Anleitung:

1. Den Ofen auf 200°C (Ober-/Unterhitze) vorheizen. Ein Backblech mit Backpapier auslegen.
2. Das Olivenöl in einer großen Pfanne erhitzen. Zwiebel und Knoblauch hinzufügen und bei mittlerer Hitze anbraten, bis sie weich und goldbraun sind.
3. Den Spinat hinzufügen und unter Rühren garen, bis er vollständig zusammengefallen ist. Bei Verwendung von tiefgekühltem Spinat sicherstellen, dass der gesamte überschüssige Flüssigkeit verdampft ist.
4. Die Pfanne vom Herd nehmen. Den Feta-Käse, Thymian, Oregano und Muskatnuss unter die Spinatmischung rühren. Mit Salz und Pfeffer abschmecken. Die Mischung abkühlen lassen.
5. Den Blätterteig in Rechtecke von etwa 10 x 10 cm schneiden. Etwas von der Spinat-Feta-Mischung auf die Mitte jedes Rechtecks geben.

Die Ecken des Blätterteigs über die Füllung klappen, um kleine
Päckchen zu bilden.

6. Die Ränder der Pasteten mit dem verquirlten Ei bestreichen, um sie
   zu versiegeln. Die Oberseite der Pasteten ebenfalls mit dem Ei
   bestreichen, um eine goldene Farbe zu erhalten.

7. Die Pasteten auf das vorbereitete Backblech legen und etwa 20-25
   Minuten backen, bis sie goldbraun und knusprig sind.

8. Die Pasteten aus dem Ofen nehmen und kurz abkühlen lassen, bevor
   sie serviert werden.

Nährwertangaben (pro Pastete, bei 8 Portionen):

- Kalorien: 280 kcal
- Eiweiß: 8 g
- Fett: 20 g
- Kohlenhydrate: 15 g
- Ballaststoffe: 2 g
- Zucker: 2 g

Portionsgröße: 1 Pastete

Kochzeit: 20-25 Minuten

Fleischbällchen mit Zoodles

Zutaten:

- 500 g Rinderhackfleisch
- 1 Ei
- 1 Zwiebel, fein gewürfelt

- 2 Knoblauchzehen, gehackt
- 50 g Paniermehl
- 30 g Parmesan, gerieben
- 1 TL getrockneter Oregano
- 1 TL Paprikapulver
- 1 TL Salz
- 1/2 TL Pfeffer
- 2 EL Olivenöl
- 4 Zucchini
- 1 Dose (400 g) gehackte Tomaten
- 1 TL getrockneter Basilikum
- 1 TL Zucker (optional, um die Säure der Tomaten abzuschwächen)

Anleitung:

1. **Fleischbällchen vorbereiten:**
   - Das Rinderhackfleisch in eine große Schüssel geben. Ei, fein gewürfelte Zwiebel, gehackten Knoblauch, Paniermehl, Parmesan, Oregano, Paprikapulver, Salz und Pfeffer hinzufügen.
   - Alles gut miteinander vermengen, bis die Zutaten gleichmäßig verteilt sind.
   - Aus der Fleischmasse kleine Bällchen formen, etwa in der Größe einer Walnuss.
2. **Fleischbällchen braten:**
   - Das Olivenöl in einer großen Pfanne erhitzen.

- Die Fleischbällchen in die Pfanne geben und bei mittlerer Hitze rundherum anbraten, bis sie goldbraun und durchgegart sind, etwa 10-12 Minuten.
  - Die Fleischbällchen aus der Pfanne nehmen und beiseite stellen.

3. **Zoodles vorbereiten:**
  - Die Zucchini mit einem Spiralschneider in Zoodles (Zucchininudeln) schneiden.
  - In der gleichen Pfanne, in der die Fleischbällchen gebraten wurden, die Zoodles in etwas Olivenöl anbraten, bis sie weich, aber noch bissfest sind, etwa 5 Minuten.

4. **Tomatensauce zubereiten:**
  - Die gehackten Tomaten, getrockneten Basilikum und Zucker in die Pfanne geben.
  - Die Sauce aufkochen und dann bei niedriger Hitze etwa 5 Minuten köcheln lassen, bis sie leicht eingedickt ist.

5. **Gericht zusammenstellen:**
  - Die gebratenen Fleischbällchen zurück in die Pfanne mit der Tomatensauce geben.
  - Alles gut vermengen und weitere 5 Minuten köcheln lassen, damit sich die Aromen verbinden.
  - Die Zoodles auf Teller verteilen und die Fleischbällchen mit der Sauce darauf servieren.

Ernährungsinformationen (pro Portion, bei 4 Portionen):

- Kalorien: 320 kcal
- Protein: 28 g

- Kohlenhydrate: 15 g

- Fett: 18 g

- Ballaststoffe: 4 g

- Zucker: 6 g

Portionsgröße:

- 4 Portionen

Kochzeit:

- Gesamtzeit: 30-35 Minuten

Veggie-Tacos

Zutaten

- 8 Weizentortillas

- 1 große Zwiebel, gewürfelt

- 2 Paprika (rot und grün), gewürfelt

- 2 Zucchini, gewürfelt

- 1 Dose schwarze Bohnen, abgetropft und gespült

- 1 Dose Mais, abgetropft

- 2 Tomaten, gewürfelt

- 2 Avocados, in Scheiben geschnitten

- 1 Bund Koriander, gehackt

- 2 Esslöffel Olivenöl

- 1 Teelöffel Kreuzkümmel

- 1 Teelöffel Paprika

- 1 Teelöffel Knoblauchpulver

- Salz und Pfeffer nach Geschmack
- 1 Limette, in Spalten geschnitten
- Geriebener Käse (optional)
- Sauerrahm (optional)

Anleitung

1. Olivenöl in einer großen Pfanne bei mittlerer Hitze erhitzen. Zwiebel und Paprika hinzufügen und etwa 5 Minuten anbraten, bis sie weich sind.
2. Zucchini hinzufügen und weitere 5 Minuten braten, bis sie weich ist.
3. Schwarze Bohnen und Mais hinzufügen und gut vermischen.
4. Kreuzkümmel, Paprika, Knoblauchpulver, Salz und Pfeffer hinzufügen und weitere 3-4 Minuten kochen lassen.
5. Tortillas in einer separaten Pfanne kurz erhitzen oder im Ofen aufwärmen.
6. Die Gemüsemischung gleichmäßig auf die Tortillas verteilen.
7. Mit Tomaten, Avocado, Koriander und Limettensaft garnieren.
8. Optional mit geriebenem Käse und Sauerrahm servieren.

Nährwertinformationen (pro Portion, ohne optionalen Käse und Sauerrahm)

- Kalorien: 250
- Fett: 10g
- Kohlenhydrate: 35g
- Ballaststoffe: 10g
- Eiweiß: 8g

Portionsgröße

- Ergibt 8 Tacos, ausreichend für 4 Personen (2 Tacos pro Person)

Kochzeit

- Gesamtzeit: 30 Minuten
    - Vorbereitungszeit: 10 Minuten
    - Kochzeit: 20 Minuten

Kapitel 5: Beilagen

Beilagen sind ein wesentlicher Bestandteil jeder Mahlzeit, insbesondere wenn es um familienfreundliche Abendessen geht. Sie ergänzen das Hauptgericht, sorgen für Vielfalt auf dem Teller und bieten die Möglichkeit, zusätzliche Nährstoffe in die Mahlzeit zu integrieren. Hier sind einige beliebte Beilagen, die leicht zuzubereiten sind und hervorragend zu verschiedenen Hauptgerichten passen.

Gegrilltes Gemüse

Zutaten:

- 2 Zucchini, in Scheiben geschnitten
- 2 Paprika (rot und gelb), in Streifen geschnitten
- 1 Aubergine, in Scheiben geschnitten
- 1 rote Zwiebel, in Ringe geschnitten
- 250 g Champignons, in Scheiben geschnitten
- 3 EL Olivenöl
- 2 Knoblauchzehen, gehackt
- 1 TL getrockneter Oregano
- 1 TL getrockneter Thymian
- Salz und Pfeffer nach Geschmack
- 1 EL Balsamico-Essig
- Frische Kräuter (z.B. Petersilie oder Basilikum) zum Garnieren

Anweisungen:

1. Das Gemüse waschen und in die entsprechenden Größen schneiden.
2. In einer großen Schüssel das Olivenöl, den gehackten Knoblauch, getrockneten Oregano, Thymian, Salz und Pfeffer vermischen.
3. Das geschnittene Gemüse in die Schüssel geben und gut mit der Öl-Gewürz-Mischung vermengen, sodass alle Stücke gleichmäßig bedeckt sind.
4. Einen Grill oder eine Grillpfanne auf mittlere bis hohe Hitze vorheizen.
5. Das Gemüse portionsweise auf den Grill legen und von beiden Seiten etwa 4-5 Minuten grillen, bis es weich und leicht gebräunt ist.
6. Das gegrillte Gemüse auf eine Servierplatte legen und mit Balsamico-Essig beträufeln.
7. Mit frischen Kräutern garnieren und sofort servieren.

Nährwertinformationen (pro Portion):

- Kalorien: 120 kcal
- Protein: 2 g
- Fett: 9 g
- Kohlenhydrate: 9 g
- Ballaststoffe: 3 g
- Zucker: 5 g
- Natrium: 150 mg

Portionsgröße: 4 Personen

Kochzeit: 20 Minuten

Blumenkohlreis

Zutaten

- 1 großer Kopf Blumenkohl
- 1 Esslöffel Olivenöl
- 1 kleine Zwiebel, fein gehackt
- 2 Knoblauchzehen, gehackt
- Salz und Pfeffer nach Geschmack
- Optional: frische Kräuter wie Petersilie oder Koriander, fein gehackt

Anleitung

1. Blumenkohl in kleine Röschen schneiden und in einer Küchenmaschine pulsieren, bis er die Konsistenz von Reis hat. Alternativ können Sie den Blumenkohl auch auf einer groben Reibe reiben.
2. Olivenöl in einer großen Pfanne bei mittlerer Hitze erhitzen. Zwiebel und Knoblauch hinzufügen und etwa 2-3 Minuten anbraten, bis sie weich sind.
3. Den zerkleinerten Blumenkohl in die Pfanne geben und gut umrühren. Mit Salz und Pfeffer abschmecken.
4. Den Blumenkohlreis etwa 5-7 Minuten kochen lassen, dabei gelegentlich umrühren, bis er weich ist, aber noch etwas Biss hat.
5. Nach Belieben frische Kräuter hinzufügen und nochmals umrühren.
6. Vom Herd nehmen und sofort servieren.

Nährwertinformationen (pro Portion)

- Kalorien: ca. 50 kcal

- Fett: 2 g

- Kohlenhydrate: 7 g

- Ballaststoffe: 3 g

- Zucker: 2 g

- Eiweiß: 2 g

Portionsgröße Dieses Rezept ergibt ca. 4 Portionen.

Kochzeit Gesamtzeit: ca. 15 Minuten

Quinoa-Salat

Zutaten

- 1 Tasse Quinoa

- 2 Tassen Wasser

- 1 rote Paprika, gewürfelt

- 1 gelbe Paprika, gewürfelt

- 1 Gurke, gewürfelt

- 1 rote Zwiebel, fein gehackt

- 1 Tasse Kirschtomaten, halbiert

- 1 Dose Kichererbsen, abgetropft und gespült

- 1/4 Tasse frische Petersilie, gehackt

- 1/4 Tasse frischer Koriander, gehackt

- 1/4 Tasse Olivenöl

- Saft von 1 Zitrone

- 1 Esslöffel Apfelessig

- Salz und Pfeffer nach Geschmack

Anleitung

1. Quinoa in einem feinen Sieb unter fließendem Wasser abspülen.

2. Quinoa und Wasser in einen mittelgroßen Topf geben und zum
   Kochen bringen. Hitze reduzieren, abdecken und 15 Minuten köcheln
   lassen, bis das Wasser absorbiert ist und die Quinoa zart ist. Vom
   Herd nehmen und abkühlen lassen.

3. In einer großen Schüssel die abgekühlte Quinoa, rote und gelbe
   Paprika, Gurke, rote Zwiebel, Kirschtomaten, Kichererbsen, Petersilie
   und Koriander vermischen.

4. In einer kleinen Schüssel Olivenöl, Zitronensaft, Apfelessig, Salz und
   Pfeffer verquirlen.

5. Das Dressing über den Salat gießen und gut vermischen, bis alle
   Zutaten gleichmäßig bedeckt sind.

6. Den Salat vor dem Servieren mindestens 30 Minuten im Kühlschrank
   ziehen lassen, damit sich die Aromen entfalten können.

Nährwertangaben

- Kalorien: 250 pro Portion
- Kohlenhydrate: 35 g
- Eiweiß: 8 g
- Fett: 10 g
- Ballaststoffe: 5 g
- Zucker: 5 g
- Natrium: 200 mg

Portionsgröße

- Ergibt 4 Portionen

Kochzeit

- Zubereitungszeit: 20 Minuten
- Kochzeit: 15 Minuten
- Gesamte Zeit: 35 Minuten

Ofen-Kartoffelspalten

Zutaten

- 1 kg Kartoffeln
- 2 EL Olivenöl
- 1 TL Paprikapulver
- 1 TL Knoblauchpulver
- 1 TL getrockneter Rosmarin
- 1 TL Salz
- 1/2 TL Pfeffer

Anleitung

1. Den Backofen auf 200 Grad Celsius (Ober-/Unterhitze) vorheizen.
2. Die Kartoffeln gründlich waschen und in gleichmäßige Spalten schneiden.
3. Die Kartoffelspalten in eine große Schüssel geben und mit Olivenöl, Paprikapulver, Knoblauchpulver, Rosmarin, Salz und Pfeffer vermischen, bis alle Spalten gleichmäßig bedeckt sind.
4. Ein Backblech mit Backpapier auslegen und die Kartoffelspalten darauf verteilen. Achten Sie darauf, dass sie nicht überlappen, damit sie gleichmäßig knusprig werden.

5. Die Kartoffelspalten für etwa 30-35 Minuten im vorgeheizten Ofen backen, bis sie goldbraun und knusprig sind. Zwischendurch einmal wenden, damit sie von allen Seiten gleichmäßig garen.

6. Nach dem Backen die Kartoffelspalten aus dem Ofen nehmen und kurz abkühlen lassen, bevor sie serviert werden.

Nährwertangaben

- Kalorien: 180 kcal pro Portion
- Fett: 7 g
- Kohlenhydrate: 27 g
- Ballaststoffe: 3 g
- Eiweiß: 3 g
- Natrium: 350 mg

Portionsgröße

4 Personen

Zubereitungszeit

45 Minuten (inklusive 10 Minuten Vorbereitungszeit und 35 Minuten Backzeit)

Knoblauch-Brokkoli

Zutaten

- 1 großer Brokkolikopf, in Röschen zerteilt
- 4 Knoblauchzehen, fein gehackt
- 2 EL Olivenöl
- 1/2 TL Salz

- 1/4 TL frisch gemahlener schwarzer Pfeffer
- 1/4 TL rote Paprikaflocken (optional)
- Saft einer halben Zitrone
- 2 EL geriebener Parmesan (optional)

Anleitung

1. Brokkoliröschen waschen und gut abtropfen lassen.
2. In einem großen Topf Wasser zum Kochen bringen. Brokkoliröschen hinzufügen und 3-4 Minuten blanchieren, bis sie hellgrün und zart-knackig sind. Abgießen und sofort in eine Schüssel mit Eiswasser geben, um den Garprozess zu stoppen. Danach gut abtropfen lassen.
3. In einer großen Pfanne Olivenöl bei mittlerer Hitze erhitzen. Knoblauch hinzufügen und 1-2 Minuten anbraten, bis er goldbraun und duftend ist.
4. Brokkoliröschen in die Pfanne geben und gut mit dem Knoblauchöl vermengen. Mit Salz, Pfeffer und optionalen roten Paprikaflocken würzen. Weitere 3-4 Minuten anbraten, bis der Brokkoli gut erhitzt ist.
5. Zitronensaft über den Brokkoli träufeln und optional geriebenen Parmesan darüber streuen.
6. Sofort servieren.

Nährwertinformationen

- Kalorien: 120 kcal pro Portion
- Fett: 7 g
- Gesättigte Fettsäuren: 1 g
- Kohlenhydrate: 10 g

- Ballaststoffe: 4 g

- Zucker: 2 g

- Eiweiß: 4 g

- Natrium: 300 mg

Portionsgröße

4 Portionen

Kochzeit

Gesamtzeit: 15 Minuten

- Vorbereitungszeit: 5 Minuten
- Kochzeit: 10 Minuten

Kapitel 6: Suppen und Eintöpfe

uppen und Eintöpfe sind wärmende, nahrhafte Gerichte, die sich ideal für Meal-Prep und Familienessen eignen. Sie bieten eine Vielzahl von Geschmacksrichtungen und Nährstoffen, die alle Vorlieben und Ernährungsbedürfnisse abdecken. Hier sind einige beliebte Suppen- und Eintopfrezepte mit detaillierten Informationen zu Zutaten, Anleitungen, Nährwertangaben, Portionsgrößen und Kochzeiten.

Hühnersuppe mit Gemüse

Zutaten

- 1 ganzes Huhn (ca. 1,5 kg)
- 3 Liter Wasser
- 4 Karotten, in Scheiben geschnitten
- 3 Stangen Sellerie, in Scheiben geschnitten
- 1 große Zwiebel, gehackt
- 3 Knoblauchzehen, gehackt
- 2 Lorbeerblätter
- 1 Bund frische Petersilie, gehackt
- 2 TL getrockneter Thymian
- 1 TL getrockneter Rosmarin
- Salz und Pfeffer nach Geschmack
- 200 g grüne Bohnen, in Stücke geschnitten
- 200 g Erbsen (frisch oder gefroren)

- 2 Kartoffeln, gewürfelt
- 100 g Nudeln (optional)

Anleitung

1. Das Huhn in einen großen Suppentopf geben und mit Wasser bedecken. Zum Kochen bringen und dann die Hitze reduzieren. Den Schaum, der sich an der Oberfläche bildet, abschöpfen.
2. Karotten, Sellerie, Zwiebel, Knoblauch, Lorbeerblätter, Thymian und Rosmarin hinzufügen. Mit Salz und Pfeffer würzen. Die Suppe bei niedriger Hitze etwa 1,5 Stunden köcheln lassen, bis das Huhn durchgegart ist.
3. Das Huhn aus dem Topf nehmen und abkühlen lassen. Die Brühe durch ein feines Sieb gießen und das Gemüse herausnehmen. Die Brühe zurück in den Topf geben.
4. Grüne Bohnen, Erbsen und Kartoffeln zur Brühe hinzufügen und etwa 20 Minuten köcheln lassen, bis das Gemüse weich ist.
5. Währenddessen das Huhn von den Knochen lösen und das Fleisch in mundgerechte Stücke schneiden. Das Hühnerfleisch und die Nudeln (falls verwendet) zur Suppe hinzufügen und weitere 10 Minuten köcheln lassen, bis die Nudeln al dente sind.
6. Gehackte Petersilie unterrühren und mit Salz und Pfeffer abschmecken.

Nährwertinformationen

- Kalorien: 250 kcal pro Portion
- Fett: 8 g
- Kohlenhydrate: 20 g

- Eiweiß: 25 g

- Ballaststoffe: 5 g

- Zucker: 4 g

- Natrium: 600 mg

Portionsgröße

Dieses Rezept ergibt etwa 8 Portionen. Eine Portion entspricht etwa 500 ml Suppe.

Kochzeit

Gesamtkochzeit: etwa 2 Stunden

- Vorbereitungszeit: 30 Minuten
- Kochzeit: 1,5 Stunden für das Huhn und die Brühe, zusätzliche 30 Minuten für das Gemüse und die Nudeln

Rote Linsensuppe

Zutaten:

- 250 g rote Linsen
- 1 große Zwiebel, gewürfelt
- 2 Karotten, geschält und gewürfelt
- 2 Selleriestangen, gewürfelt
- 3 Knoblauchzehen, fein gehackt
- 1 große Tomate, gewürfelt
- 1 Liter Gemüsebrühe
- 1 Teelöffel Kreuzkümmel
- 1 Teelöffel Paprikapulver

- 1 Teelöffel Kurkuma
- 1 Teelöffel Korianderpulver
- 2 Esslöffel Olivenöl
- Salz und Pfeffer nach Geschmack
- Saft einer halben Zitrone
- Frische Petersilie zum Garnieren (optional)

Anleitung:

1. Die roten Linsen in einem Sieb abspülen, bis das Wasser klar ist. Abtropfen lassen.
2. Das Olivenöl in einem großen Topf erhitzen. Zwiebel, Karotten und Sellerie darin bei mittlerer Hitze anbraten, bis sie weich sind, etwa 5-7 Minuten.
3. Knoblauch hinzufügen und eine weitere Minute anbraten, bis er duftet.
4. Die Tomatenwürfel und die Gewürze (Kreuzkümmel, Paprikapulver, Kurkuma, Koriander) hinzufügen und kurz mit anbraten.
5. Die abgetropften Linsen und die Gemüsebrühe in den Topf geben. Aufkochen lassen, dann die Hitze reduzieren und die Suppe 20-25 Minuten köcheln lassen, bis die Linsen weich sind.
6. Mit einem Stabmixer die Suppe direkt im Topf pürieren, bis sie die gewünschte Konsistenz erreicht hat. Alternativ können Sie die Suppe in Chargen in einen Standmixer geben und pürieren.
7. Mit Salz, Pfeffer und Zitronensaft abschmecken. Falls gewünscht, mit frischer Petersilie garnieren.
8. Die Suppe heiß servieren.

Nährwertangaben pro Portion (etwa 250 ml):

- Kalorien: 220
- Fett: 8 g
- Kohlenhydrate: 28 g
- Eiweiß: 10 g
- Ballaststoffe: 10 g
- Natrium: 400 mg

Portionsgröße:

- Etwa 250 ml pro Portion.

Kochzeit:

- Gesamtkochzeit: 35-40 Minuten (inklusive Vorbereitungszeit und Kochzeit).

Minestrone

Zutaten:

- 2 EL Olivenöl
- 1 Zwiebel, gewürfelt
- 2 Knoblauchzehen, fein gehackt
- 2 Karotten, in Würfel geschnitten
- 2 Selleriestangen, in Würfel geschnitten
- 1 rote Paprika, gewürfelt
- 1 Zucchini, gewürfelt
- 1 Tasse grüne Bohnen, in Stücke geschnitten
- 1 Tasse Kichererbsen (aus der Dose oder vorgekocht)

- 1 Dose (400 g) gehackte Tomaten
- 1,5 l Gemüsebrühe
- 1 TL getrockneter Thymian
- 1 TL getrockneter Oregano
- 1 Lorbeerblatt
- Salz und Pfeffer nach Geschmack
- 1 Tasse kleine Pasta (z. B. Penne oder Fusilli)
- 1 Handvoll frischer Spinat oder Grünkohl, grob gehackt
- 2 EL frisch geriebener Parmesan (optional)

Anleitung:

1. In einem großen Topf das Olivenöl erhitzen. Die Zwiebel darin bei mittlerer Hitze glasig anbraten.
2. Den Knoblauch hinzufügen und kurz mitbraten, bis er aromatisch ist.
3. Karotten, Sellerie und Paprika hinzufügen. Das Gemüse 5-7 Minuten anbraten, bis es leicht weich wird.
4. Die Zucchini, grünen Bohnen und Kichererbsen hinzufügen. Alles gut vermengen.
5. Die gehackten Tomaten, Gemüsebrühe, Thymian, Oregano und das Lorbeerblatt dazugeben. Mit Salz und Pfeffer würzen.
6. Die Suppe zum Kochen bringen, dann die Hitze reduzieren und 20-25 Minuten köcheln lassen, bis das Gemüse zart ist.
7. Die Pasta in die Suppe geben und 10-12 Minuten weiterköcheln, bis die Pasta al dente ist.
8. Den frischen Spinat oder Grünkohl hinzufügen und noch 2-3 Minuten köcheln lassen, bis das Blattgemüse welkt.

9. Das Lorbeerblatt entfernen und die Suppe abschmecken. Nach Belieben mit frisch geriebenem Parmesan servieren.

Nährwertangaben (pro Portion, ca. 300 ml):

- Kalorien: 180 kcal
- Fett: 6 g
    - davon gesättigte Fettsäuren: 1 g
- Kohlenhydrate: 25 g
    - davon Zucker: 5 g
- Ballaststoffe: 6 g
- Eiweiß: 7 g
- Natrium: 800 mg

Portionsgröße: Eine Portion entspricht etwa 300 ml Minestrone-Suppe.

Kochzeit: Die gesamte Kochzeit beträgt etwa 45-50 Minuten, einschließlich der Vorbereitung und des Kochens.

Kürbis-Suppe

Zutaten:

- 1 mittelgroßer Hokkaido-Kürbis (ca. 800 g)
- 1 große Zwiebel
- 2 Knoblauchzehen
- 2 Karotten
- 1 Selleriestange
- 1 Kartoffel (optional, für zusätzliche Cremigkeit)
- 1 EL Olivenöl

- 750 ml Gemüsebrühe

- 200 ml Kokosmilch

- 1 TL Kreuzkümmel (gemahlen)

- 1 TL Paprikapulver (edelsüß)

- 1/2 TL Muskatnuss (gerieben)

- Salz und Pfeffer nach Geschmack

- 2 EL frisch gehackte Petersilie oder Koriander (zum Garnieren)

- 1 TL Zitronensaft (optional, für zusätzliche Frische)

Anleitung:

1. Den Kürbis gründlich waschen, halbieren und die Kerne entfernen. Das Kürbisfleisch in kleine Würfel schneiden. Bei Verwendung eines Hokkaido-Kürbisses kann die Schale dranbleiben; bei anderen Kürbissorten die Schale abziehen.

2. Zwiebel und Knoblauch schälen und fein hacken. Karotten und Sellerie ebenfalls schälen und in kleine Stücke schneiden.

3. In einem großen Topf das Olivenöl erhitzen. Zwiebel und Knoblauch darin glasig anschwitzen.

4. Karotten, Sellerie und optional die Kartoffelwürfel hinzufügen und einige Minuten mitbraten.

5. Die Kürbiswürfel hinzufügen und kurz anbraten, um sie leicht zu karamellisieren.

6. Kreuzkümmel, Paprikapulver und Muskatnuss einrühren und mit Salz und Pfeffer würzen.

7. Die Gemüsebrühe dazugießen, zum Kochen bringen und dann bei mittlerer Hitze etwa 20-25 Minuten köcheln lassen, bis das Gemüse weich ist.

8. Die Suppe mit einem Stabmixer pürieren, bis sie ganz glatt ist. Alternativ kann die Suppe auch portionsweise in einem Standmixer püriert werden.

9. Die Kokosmilch einrühren und die Suppe nochmals erwärmen, aber nicht kochen lassen.

10.   Mit Zitronensaft abschmecken, falls verwendet. Mit frisch gehackter Petersilie oder Koriander garnieren und servieren.

Ernährungsinformation (pro Portion, ca. 250 ml):

- Kalorien: 180 kcal
- Fett: 11 g
- Gesättigte Fettsäuren: 7 g
- Kohlenhydrate: 18 g
- Davon Zucker: 6 g
- Eiweiß: 2 g
- Ballaststoffe: 3 g
- Salz: 0,8 g

Portionsgröße:

- Etwa 250 ml pro Portion

Kochzeit:

- Gesamtkochzeit: ca. 40-50 Minuten (inklusive Vorbereitung und Kochen)

Tomaten-Basilikum-Suppe

Zutaten:

- 1 kg reife Tomaten, gewaschen und grob zerkleinert
- 1 große Zwiebel, fein gewürfelt
- 3 Knoblauchzehen, fein gehackt
- 2 EL Olivenöl
- 750 ml Gemüsebrühe
- 1 TL Zucker
- 1 TL Salz
- 1/2 TL Pfeffer
- 1 TL getrockneter Basilikum oder eine Handvoll frische Basilikumblätter
- 1 EL Tomatenmark
- 100 ml Sahne (optional für eine cremigere Konsistenz)
- Frische Basilikumblätter zum Garnieren

Anleitung:

1. Olivenöl in einem großen Topf erhitzen. Zwiebeln hinzufügen und bei mittlerer Hitze glasig dünsten.
2. Knoblauch dazugeben und für etwa 1 Minute mitdünsten, bis er duftet.
3. Tomaten und Tomatenmark hinzufügen und 5-7 Minuten kochen lassen, bis die Tomaten weich werden und Saft abgeben.
4. Mit Zucker, Salz und Pfeffer würzen. Die Gemüsebrühe einrühren und die Mischung zum Kochen bringen.
5. Die Hitze reduzieren und die Suppe 15-20 Minuten köcheln lassen, damit sich die Aromen gut vermischen.
6. Den getrockneten Basilikum (oder die frischen Basilikumblätter) hinzufügen und die Suppe für weitere 5 Minuten köcheln lassen.

7. Die Suppe mit einem Stabmixer pürieren, bis sie ganz glatt ist. Alternativ kann die Suppe in Portionen in einen Standmixer gegeben und püriert werden.
8. Wenn eine cremigere Konsistenz gewünscht ist, die Sahne einrühren und nochmals kurz erhitzen.
9. Die Suppe in Schalen servieren und mit frischen Basilikumblättern garnieren.

Ernährungsinformationen (pro Portion, basierend auf 4 Portionen):

- Kalorien: 120 kcal
- Eiweiß: 2 g
- Kohlenhydrate: 15 g
- Fett: 6 g
- Ballaststoffe: 4 g
- Zucker: 10 g
- Natrium: 600 mg

Portionsgröße:

- 250 ml

Kochzeit:

- Gesamtzeit: 35-40 Minuten

Kapitel 7: Desserts

Gesunde Desserts

Gesunde Desserts sind eine hervorragende Möglichkeit, sich eine süße Belohnung zu gönnen, ohne dabei die Ernährung aus den Augen zu verlieren. Beim Meal Prep können gesunde Desserts eine wichtige Rolle spielen, indem sie nicht nur den Heißhunger auf Süßes stillen, sondern auch nahrhaft und energiefördernd sind.

Griechischer Joghurt ist eine ausgezeichnete Basis für viele gesunde Desserts. Er ist reich an Protein und kann mit einer Vielzahl von Zutaten wie frischen Früchten, Nüssen und Honig verfeinert werden. Ein einfaches Rezept ist Joghurt mit Beeren und einem Teelöffel Honig. Dies bietet eine gute Balance aus Eiweiß, Ballaststoffen und natürlichem Zucker.

Chia-Pudding ist ein weiteres gesundes Dessert, das sich hervorragend für Meal Prep eignet. Die Chiasamen nehmen Flüssigkeit auf und verwandeln sich in eine puddingartige Konsistenz. Vermengen Sie Chiasamen mit einer pflanzlichen Milch wie Mandelmilch und lassen Sie das Ganze über Nacht ziehen. Verfeinern Sie den Pudding mit frischen Früchten, Nüssen oder einem Hauch von Vanille für zusätzlichen Geschmack.

Obstsalate sind ebenfalls ideal für die Meal Prep geeignet. Kombinieren Sie saisonale Früchte wie Äpfel, Birnen, Beeren und Zitrusfrüchte für einen erfrischenden und gesunden Snack. Ein Spritzer Zitronensaft oder ein

Hauch von Minze kann den Geschmack intensivieren und die Frische erhalten.

Gefrorene Bananenstückchen können in einem Mixer zu einem cremigen, gesunden Eis verarbeitet werden. Fügen Sie eventuell etwas Kakao oder Vanille hinzu, um verschiedene Geschmacksrichtungen zu erhalten. Dieses Dessert ist nicht nur schnell zuzubereiten, sondern bietet auch eine gute Portion an Kalium und Ballaststoffen.

Energie-Bällchen aus Datteln, Nüssen und Haferflocken sind perfekt für den schnellen Genuss und bieten eine Kombination aus gesunden Fetten, Ballaststoffen und natürlichem Zucker. Diese kleinen Bällchen sind einfach zuzubereiten und können nach Belieben mit Zutaten wie Kakaopulver, Kokosraspeln oder getrockneten Früchten variiert werden.

Für eine zusätzliche Portion Protein und einen Hauch von Süße können Sie Joghurt- und Frucht-Smoothies vorbereiten. Mixen Sie griechischen Joghurt mit gefrorenen Früchten, wie Beeren oder Mangos, und etwas Honig oder Agavensirup für ein leckeres und nährstoffreiches Dessert.

Apfelchips sind eine knusprige und gesunde Alternative zu herkömmlichen Süßigkeiten. Schneiden Sie Äpfel in dünne Scheiben, bestreuen Sie sie mit Zimt und backen Sie sie im Ofen, bis sie knusprig sind. Diese Chips sind reich an Ballaststoffen und natürlichen Zuckern.

Kokosmilch-Pudding ist eine weitere köstliche Option. Kokosmilch kann mit Chiasamen oder Agar-Agar zu einem cremigen Pudding verarbeitet werden. Dieses Dessert ist nicht nur glutenfrei, sondern auch eine ausgezeichnete Quelle für gesunde Fette und kann mit frischen Früchten oder Nüssen verfeinert werden.

__Bananenbrot__

Zutaten:

- 3 reife Bananen, zerdrückt
- 2 Eier
- 120 g Vollkornmehl
- 50 g Haferflocken
- 60 g Honig oder Ahornsirup
- 1 Teelöffel Vanilleextrakt
- 1 Teelöffel Backpulver
- 1/2 Teelöffel Zimt
- Eine Prise Salz
- Optional: 50 g Walnüsse oder Pekannüsse, grob gehackt
- Optional: 50 g dunkle Schokoladenstückchen

Anleitung:

1. Heize den Ofen auf 175 °C vor und fette eine Kastenform leicht ein oder lege sie mit Backpapier aus.
2. In einer großen Schüssel die zerdrückten Bananen mit den Eiern gut vermengen, bis eine glatte Masse entsteht.
3. Füge den Honig (oder Ahornsirup) und den Vanilleextrakt hinzu und rühre gut um.
4. In einer separaten Schüssel das Vollkornmehl, die Haferflocken, das Backpulver, den Zimt und das Salz vermischen.

5. Die trockenen Zutaten zu den feuchten Zutaten geben und vorsichtig unterheben, bis alles gut vermischt ist.

6. Wenn gewünscht, die Nüsse und Schokoladenstückchen unterheben.

7. Den Teig gleichmäßig in die vorbereitete Kastenform geben und glatt streichen.

8. Im vorgeheizten Ofen 50-60 Minuten backen, bis das Bananenbrot goldbraun ist und ein in die Mitte gesteckter Zahnstocher sauber herauskommt.

9. Das Bananenbrot aus dem Ofen nehmen und in der Form 10 Minuten auskühlen lassen, bevor es auf einem Kuchengitter vollständig auskühlt.

Nährwertangaben (pro Portion, bei 10 Portionen):

- Kalorien: 180 kcal
- Fett: 6 g
- Gesättigte Fettsäuren: 1 g
- Kohlenhydrate: 27 g
- Ballaststoffe: 3 g
- Zucker: 13 g
- Eiweiß: 5 g

Portionsgröße: Eine Portion beträgt etwa 1 Scheibe (ca. 60 g).

Backzeit: 50-60 Minuten

Chia-Pudding mit Mango

Zutaten:

- 4 Esslöffel Chiasamen
- 250 ml Kokosmilch (oder jede andere pflanzliche Milch nach Wahl)
- 1 Esslöffel Honig oder Ahornsirup (nach Geschmack)
- 1 Teelöffel Vanilleextrakt
- 1 reife Mango, geschält und in kleine Würfel geschnitten
- 2 Esslöffel Kokosraspeln (optional, für zusätzlichen Geschmack)
- Ein paar Minzblätter (zum Garnieren, optional)

Anleitung:

1. In einer Schüssel die Chiasamen mit der Kokosmilch vermengen. Gut umrühren, um sicherzustellen, dass keine Klumpen entstehen.
2. Den Honig (oder Ahornsirup) und den Vanilleextrakt hinzufügen und gründlich verrühren, bis sich alles gut vermischt hat.
3. Die Mischung abdecken und für mindestens 4 Stunden oder über Nacht in den Kühlschrank stellen. Die Chiasamen werden die Flüssigkeit aufnehmen und eine puddingartige Konsistenz entwickeln.
4. Vor dem Servieren den Chia-Pudding gut durchrühren. Falls der Pudding zu dickflüssig ist, können Sie etwas zusätzliche Kokosmilch einrühren, um die gewünschte Konsistenz zu erreichen.
5. Die Mango-Würfel vorsichtig unter den Pudding heben oder den Pudding in Schalen anrichten und die Mango-Würfel darauf verteilen.
6. Nach Belieben mit Kokosraspeln und frischen Minzblättern garnieren.

Nährwertangaben pro Portion (ca. 200 g):

- Kalorien: 220 kcal
- Fett: 10 g
- Gesättigte Fettsäuren: 8 g

- Kohlenhydrate: 27 g

- Zucker: 15 g

- Ballaststoffe: 8 g

- Eiweiß: 4 g

Portionsgröße: Eine Portion beträgt etwa 200 g Chia-Pudding mit Mango. Dies entspricht einer kleinen Schale oder einem Glas.

Zubereitungszeit:

- Vorbereitungszeit: 10 Minuten

- Kühlzeit: mindestens 4 Stunden oder über Nacht

- Gesamtzeit: etwa 4 Stunden 10 Minuten

Gebackene Äpfel

Zutaten:

- 4 große Äpfel (z. B. Boskop oder Gala)

- 4 EL Haferflocken

- 4 TL gehackte Walnüsse oder Mandeln

- 2 EL Honig oder Ahornsirup

- 1 TL Zimt

- 1/4 TL Muskatnuss (optional)

- 2 EL Rosinen oder getrocknete Cranberries (optional)

- 1 Tasse Wasser

- 1 TL Vanilleextrakt (optional)

Anleitung:

1. Ofen auf 180 °C (350 °F) vorheizen.

2. Die Äpfel waschen und das Kerngehäuse mit einem Apfelausstecher oder einem kleinen Messer entfernen, ohne die Unterseite des Apfels zu durchschneiden.

3. In einer Schüssel Haferflocken, gehackte Walnüsse oder Mandeln, Honig oder Ahornsirup, Zimt und Muskatnuss (falls verwendet) gut vermischen. Fügen Sie Rosinen oder getrocknete Cranberries hinzu, wenn gewünscht.

4. Die Mischung gleichmäßig in die ausgehöhlten Äpfel füllen.

5. Die gefüllten Äpfel in eine Auflaufform setzen. Wasser und Vanilleextrakt (falls verwendet) in die Form gießen.

6. Im vorgeheizten Ofen etwa 30-35 Minuten backen, bis die Äpfel weich und die Füllung leicht knusprig ist. Die genaue Backzeit kann je nach Größe und Sorte der Äpfel variieren.

7. Aus dem Ofen nehmen und kurz abkühlen lassen, bevor sie serviert werden.

Nährwertinformationen (pro Portion, bei 4 Portionen):

- Kalorien: ca. 180 kcal
- Protein: 3 g
- Kohlenhydrate: 35 g
- Fett: 6 g
- Ballaststoffe: 5 g
- Zucker: 20 g (natürlich aus Äpfeln und Honig)

Portionsgröße:

- 1 gebackener Apfel

Kochzeit:

- Gesamtzeit: 35-40 Minuten (inklusive Vorbereitungs- und Backzeit)

Griechischer Joghurt mit Honig

Zutaten:

- 250 g griechischer Joghurt (Vollfett oder fettarm nach Belieben)
- 1-2 EL Honig (nach Geschmack)
- 1 Handvoll frische Beeren (z.B. Heidelbeeren, Himbeeren, Erdbeeren)
- 1-2 TL gehackte Nüsse (z.B. Mandeln, Walnüsse)
- 1 Prise Zimt (optional)
- 1 TL Chiasamen (optional)

Anleitung:

1. Den griechischen Joghurt in eine Schüssel geben.
2. Den Honig gleichmäßig über den Joghurt träufeln und gut umrühren, bis der Honig vollständig eingearbeitet ist.
3. Die frischen Beeren waschen und ggf. in kleinere Stücke schneiden, dann auf den Joghurt geben.
4. Die gehackten Nüsse über die Beeren streuen.
5. Wenn gewünscht, eine Prise Zimt und die Chiasamen hinzufügen.
6. Alles sanft vermengen oder dekorativ auf dem Joghurt anrichten.
7. Den Joghurt entweder sofort genießen oder für später in einem luftdichten Behälter aufbewahren.

Nährwertangaben (pro Portion, ca. 250 g):

- Kalorien: 250 kcal

- Eiweiß: 15 g

- Kohlenhydrate: 30 g

    - davon Zucker: 20 g

- Fett: 7 g

    - davon gesättigte Fette: 4 g

- Ballaststoffe: 2 g

- Natrium: 80 mg

Portionsgröße: Eine Portion entspricht etwa 250 g.

Zubereitungszeit: 10 Minuten (einschließlich der Zeit zum Waschen und Schneiden der Beeren).

Haferflocken-Kekse

Zutaten:

- 200 g Haferflocken

- 100 g Vollkornmehl

- 100 g Kokosöl (fest)

- 80 g Honig oder Ahornsirup

- 50 g brauner Zucker

- 1 Ei

- 1 TL Backpulver

- 1 TL Zimt

- Eine Prise Salz

- 100 g Rosinen oder gehackte Nüsse (optional)

Anleitung:

1. Den Ofen auf 180°C (Ober- und Unterhitze) vorheizen und ein Backblech mit Backpapier auslegen.
2. In einer großen Schüssel das Kokosöl, den Honig (oder Ahornsirup) und den braunen Zucker gut vermengen, bis die Mischung cremig ist.
3. Das Ei hinzufügen und gut unterrühren.
4. In einer separaten Schüssel die Haferflocken, das Vollkornmehl, das Backpulver, den Zimt und das Salz vermischen.
5. Die trockenen Zutaten nach und nach zur feuchten Mischung hinzufügen und gut vermengen, bis ein homogener Teig entsteht.
6. Falls gewünscht, die Rosinen oder gehackten Nüsse unter den Teig heben.
7. Mit einem Esslöffel kleine Portionen des Teigs auf das Backblech setzen und leicht flachdrücken.
8. Im vorgeheizten Ofen 10–12 Minuten backen, bis die Kekse goldbraun und fest sind.
9. Die Kekse aus dem Ofen nehmen und auf einem Gitter auskühlen lassen.

Nährwertangaben (pro Keks, bei 12 Keksen insgesamt):

- Kalorien: ca. 120 kcal
- Fett: 7 g
- Gesättigte Fettsäuren: 5 g
- Kohlenhydrate: 12 g
- Zucker: 8 g
- Ballaststoffe: 1.5 g
- Eiweiß: 2 g

Portionsgröße: 1 Keks

Backzeit: 10–12 Minuten

Kalorienarme Desserts

Kalorienarme Desserts sind ideal für Meal-Prep-Rezepte, da sie es ermöglichen, den süßen Zahn zu stillen, ohne dabei die Kalorienbilanz zu sprengen. Diese Desserts bieten nicht nur Genuss, sondern auch eine gesunde Alternative zu klassischen, kalorienreichen Optionen.

Ein besonders beliebtes kalorienarmes Dessert ist der Joghurt mit Beeren. Hierbei wird griechischer Joghurt, der von Natur aus proteinreich und weniger fettig ist, mit frischen oder gefrorenen Beeren kombiniert. Diese Kombination liefert eine erfrischende Süße durch die Beeren und eine cremige Textur durch den Joghurt. Um das Dessert noch abwechslungsreicher zu gestalten, kann es mit einer kleinen Menge Honig oder Agavensirup gesüßt und mit Nüssen oder Samen bestreut werden.

Gebackene Äpfel sind eine weitere hervorragende Option für kalorienarme Desserts. Äpfel werden mit Gewürzen wie Zimt und einer kleinen Menge Honig oder Ahornsirup verfeinert und dann im Ofen gebacken, bis sie weich und aromatisch sind. Dieses Dessert ist nicht nur kalorienarm, sondern auch reich an Ballaststoffen und Vitaminen. Es kann warm serviert oder kalt als Snack genossen werden.

Obstsalat ist ein vielseitiges Dessert, das durch die Wahl von saisonalem und frisch verfügbarem Obst besonders geschmackvoll wird. Hierbei werden verschiedene Früchte in Stücke geschnitten und gemischt. Durch die Zugabe von frischen Minzblättern oder einem Spritzer Zitronensaft kann der Geschmack intensiviert werden. Obstsalate sind erfrischend, kalorienarm und bieten eine Vielzahl an Vitaminen und Antioxidantien.

Chia-Pudding ist ein weiteres kalorienarmes Dessert, das sich hervorragend für die Meal Prep eignet. Die Basis besteht aus Chiasamen, die in einer Mischung aus ungesüßter Mandelmilch oder Kokosmilch eingeweicht werden. Über Nacht quellen die Samen auf und bilden eine gelartige Konsistenz. Der Pudding kann nach Belieben mit frischem Obst, Nüssen oder einem Hauch von Vanille verfeinert werden. Er ist reich an Omega-3-Fettsäuren und Ballaststoffen, wodurch er nicht nur kalorienarm, sondern auch nahrhaft ist.

Panna Cotta auf Joghurtbasis ist eine leichte Variante des klassischen italienischen Desserts. Statt Sahne wird griechischer Joghurt verwendet, der eine ähnliche cremige Textur bietet, aber weniger Kalorien enthält. Die Panna Cotta wird mit etwas Honig gesüßt und kann mit frischen Beeren oder einem Fruchtkompott serviert werden. Diese Variante ist nicht nur kalorienbewusster, sondern auch einfach zuzubereiten und ideal für die Vorbereitung im Voraus.

Für einen schnellen und kalorienarmen Schokoladengenuss sind Schokoladen-Avocado-Mousse eine ausgezeichnete Wahl. Avocados bieten eine cremige Basis, die mit Kakaopulver und einer kleinen Menge Süßstoff zu einer schokoladigen Mousse verarbeitet wird. Diese Dessertvariante ist reich an gesunden Fetten und bietet einen vollmundigen Schokoladengeschmack, während sie kalorienarm bleibt.

Zutaten:

- 500 g frische Erdbeeren (geputzt und halbiert)
- 100 g Honig oder Agavensirup (je nach Vorliebe für Süße)
- 200 ml Wasser
- 2 Esslöffel Zitronensaft (frisch gepresst)
- Optional: 1 Teelöffel Vanilleextrakt

Anleitung:

1. Die Erdbeeren in einem Mixer oder einer Küchenmaschine pürieren, bis sie eine glatte Konsistenz haben.
2. Das Wasser und den Honig oder Agavensirup in einem kleinen Topf zum Kochen bringen. Rühren, bis der Honig oder Sirup vollständig aufgelöst ist, und dann vom Herd nehmen.
3. Das Erdbeerpüree in eine große Schüssel geben und die Mischung aus Wasser und Honig dazu gießen. Den Zitronensaft und optional Vanilleextrakt hinzufügen und gut verrühren.
4. Die Mischung in eine flache Schale oder eine geeignete Gefrierbehälter gießen und im Gefrierschrank für mindestens 4 Stunden, idealerweise über Nacht, gefrieren lassen.
5. Vor dem Servieren das Sorbet mit einer Gabel auflockern, um die Konsistenz zu verbessern und eine angenehme Textur zu erreichen.

Nährwertangaben (pro Portion, bei 6 Portionen):

- Kalorien: 100 kcal

- Fett: 0,5 g

- Kohlenhydrate: 25 g

- Zucker: 22 g

- Eiweiß: 1 g

Portionsgröße: Eine Portion Erdbeer-Sorbet beträgt etwa 100 ml.

Kochzeit: Die Zubereitungszeit beträgt etwa 10 Minuten, die Gefrierzeit beträgt mindestens 4 Stunden.

Zitronen-Joghurt

Zutaten:

- 500 g griechischer Joghurt (fettarm)

- 2 Zitronen (Saft und abgeriebene Schale)

- 2-3 EL Honig oder Agavensirup (nach Geschmack)

- 1 TL Vanilleextrakt

- 1 Prise Salz

Anleitung:

1. Zitronen gründlich waschen und die Schale fein abreiben. Anschließend den Saft der Zitronen auspressen und in einer kleinen Schüssel auffangen.

2. In einer großen Schüssel den griechischen Joghurt mit dem Zitronensaft, der abgeriebenen Zitronenschale, dem Honig (oder Agavensirup) und dem Vanilleextrakt vermengen. Alles gut verrühren, bis eine gleichmäßige Mischung entsteht.

3. Eine Prise Salz hinzufügen, um die Aromen zu intensivieren, und noch einmal gut umrühren.

4. Den Joghurt in kleine Schälchen oder Gläser portionieren.

5. Die Schälchen für mindestens 1-2 Stunden in den Kühlschrank stellen, damit der Zitronen-Joghurt gut durchziehen und die Aromen sich verbinden können.

Ernährungsinformationen (pro Portion, bei 6 Portionen):

- Kalorien: ca. 120 kcal
- Eiweiß: 8 g
- Kohlenhydrate: 14 g
- Fett: 2 g
- Ballaststoffe: 1 g
- Zucker: 10 g

Portionsgröße: Eine Portion beträgt etwa 150 g.

Kochzeit: Zubereitungszeit: ca. 10 Minuten Kühlzeit: mindestens 1-2 Stunden

Obst-Smoothie

Zutaten:

- 1 Banane, reif
- 1 Tasse frische oder gefrorene Beeren (wie Erdbeeren, Himbeeren oder Blaubeeren)
- 1/2 Tasse griechischer Joghurt (fettarm oder ohne Fett)
- 1/2 Tasse ungesüßte Mandelmilch oder eine andere pflanzliche Milch

- 1 Esslöffel Honig oder Agavensirup (optional, je nach gewünschter Süße)
- 1 Teelöffel Chiasamen (optional, für zusätzlichen Ballaststoffgehalt)
- Ein paar Eiswürfel (wenn nicht gefrorene Beeren verwendet werden)

Anleitung:

1. Die Banane schälen und in Stücke brechen.
2. Die Beeren waschen, falls sie frisch sind, und zusammen mit der Banane in den Mixer geben. Wenn gefrorene Beeren verwendet werden, können die Eiswürfel weggelassen werden.
3. Den griechischen Joghurt und die Mandelmilch hinzufügen. Falls gewünscht, auch den Honig oder Agavensirup und die Chiasamen hinzufügen.
4. Alles auf höchster Stufe mixen, bis eine glatte und cremige Konsistenz erreicht ist. Bei Bedarf etwas mehr Mandelmilch hinzufügen, um die gewünschte Konsistenz zu erzielen.
5. Den Smoothie in ein Glas gießen und sofort genießen.

Nährwertangaben (pro Portion, bei 2 Portionen):

- Kalorien: 150 kcal
- Eiweiß: 6 g
- Kohlenhydrate: 32 g
- davon Zucker: 20 g
- Fett: 1 g
- Ballaststoffe: 4 g

Portionsgröße: 1 Glas (ca. 250 ml)

Zubereitungszeit: 5 Minuten

Blaubeer-Muffins

Zutaten:

- 150 g Vollkornmehl
- 100 g Hafermehl
- 80 g Kokosblütenzucker oder ein anderer natürlicher Süßstoff
- 1 TL Backpulver
- 1/2 TL Natron
- 1/4 TL Salz
- 1 TL Vanilleextrakt
- 1 Ei
- 100 g griechischer Joghurt (fettarm)
- 50 ml Mandelmilch oder eine andere ungesüßte Pflanzenmilch
- 100 g frische oder gefrorene Blaubeeren

Anleitung:

1. Heize den Ofen auf 180 Grad Celsius (Ober-/Unterhitze) vor und lege ein Muffinblech mit Papierförmchen aus oder fette es leicht ein.
2. In einer großen Schüssel das Vollkornmehl, Hafermehl, Kokosblütenzucker, Backpulver, Natron und Salz gründlich vermengen.
3. In einer separaten Schüssel das Ei aufschlagen und mit Vanilleextrakt, griechischem Joghurt und Mandelmilch verquirlen.

4. Die feuchten Zutaten zu den trockenen Zutaten geben und vorsichtig vermengen, bis alles gerade so vermischt ist. Achte darauf, nicht zu lange zu rühren, um die Muffins nicht zu trocken zu machen.

5. Die Blaubeeren vorsichtig unter den Teig heben.

6. Den Teig gleichmäßig in die Muffinförmchen verteilen, sodass jede Form etwa zu 2/3 gefüllt ist.

7. Die Muffins im vorgeheizten Ofen etwa 20-25 Minuten backen, bis sie goldbraun sind und ein Zahnstocher, der in die Mitte gesteckt wird, sauber herauskommt.

8. Die Muffins aus dem Ofen nehmen und auf einem Gitter auskühlen lassen, bevor sie serviert werden.

Nährwertangaben (pro Muffin, basierend auf 12 Muffins):

- Kalorien: ca. 120 kcal
- Fett: 3 g
- Gesättigte Fettsäuren: 1 g
- Kohlenhydrate: 19 g
- Zucker: 8 g
- Ballaststoffe: 3 g
- Eiweiß: 4 g

Portionsgröße: 1 Muffin

Backzeit: 20-25 Minuten

Schoko-Avocado-Mousse

Zutaten:

- 2 reife Avocados

- 3-4 Esslöffel Kakaopulver (ungesüßt)

- 2-3 Esslöffel Honig oder Ahornsirup (nach Geschmack)

- 1 Teelöffel Vanilleextrakt

- Eine Prise Salz

- Optional: 2-3 Esslöffel ungesüßte Mandelmilch oder Kokosmilch (für eine cremigere Konsistenz)

Anleitung:

1. Avocados halbieren, den Kern entfernen und das Fruchtfleisch mit einem Löffel aus der Schale lösen.

2. Das Avocadofleisch in eine Küchenmaschine oder einen Mixer geben.

3. Kakaopulver, Honig oder Ahornsirup, Vanilleextrakt und eine Prise Salz hinzufügen.

4. Alles zu einer glatten, cremigen Masse pürieren. Falls die Mischung zu dick ist, nach Bedarf ungesüßte Mandelmilch oder Kokosmilch hinzufügen, um die gewünschte Konsistenz zu erreichen.

5. Die Mousse in Schalen oder Gläser füllen und im Kühlschrank für mindestens 1 Stunde kalt stellen, damit sie fest wird.

6. Vor dem Servieren nach Belieben mit frischen Beeren, Nüssen oder einem Spritzer Honig garnieren.

Ernährungsinformation (pro Portion, basierend auf 4 Portionen):

- Kalorien: ca. 150 kcal

- Fett: 10 g

- Kohlenhydrate: 15 g

- Zucker: 10 g
- Eiweiß: 2 g

Portionsgröße: Eine Portion entspricht etwa 1/4 der Gesamtmenge, was etwa 1/2 Tasse der Mousse ausmacht.

Zubereitungszeit:

- Vorbereitungszeit: 10 Minuten
- Kühlzeit: 1 Stunde
- Gesamtzeit: 1 Stunde 10 Minuten

Kapitel 8: Internationale Küche

Italienisch

Die italienische Küche ist ein wunderbares Beispiel für internationale Küche, die sich hervorragend für Meal Prep eignet. Ihre Vielfalt an Geschmacksrichtungen und Zutaten ermöglicht es, im Voraus köstliche und abwechslungsreiche Mahlzeiten zuzubereiten, die sowohl nährstoffreich als auch zufriedenstellend sind.

Ein Grundpfeiler der italienischen Küche sind ihre vielseitigen Pastagerichte. Pasta kann in großen Mengen vorgekocht und dann für verschiedene Mahlzeiten verwendet werden. Gerichte wie Bolognese oder Penne Arrabbiata lassen sich wunderbar in großen Portionen zubereiten und lassen sich leicht aufbewahren. Die Saucen können separat vorbereitet und eingefroren werden, um bei Bedarf schnell aufgetaut und mit frisch gekochter Pasta serviert zu werden.

Auch Lasagne ist ein ideales Gericht für Meal Prep. Die verschiedenen Schichten aus Nudelblättern, Fleischsauce, Bechamelsauce und Käse lassen sich problemlos in großen Portionen vorbereiten und im Kühlschrank oder Gefrierfach aufbewahren. Einmal gebacken, kann die Lasagne portioniert und für eine schnelle Mahlzeit wieder aufgewärmt werden. Sie bleibt auch nach dem Einfrieren in hervorragender Qualität.

Ratatouille und andere Gemüsegerichte sind ebenfalls hervorragend für Meal Prep geeignet. Diese Gerichte nutzen die Aromen von frischen

Kräutern wie Basilikum, Oregano und Thymian und lassen sich leicht in großen Mengen zubereiten. Ratatouille kann als Beilage oder Hauptgericht verwendet werden und hält sich gut im Kühlschrank oder Gefrierfach. Es kann mit verschiedenen Proteinquellen wie Hühnchen oder Tofu kombiniert werden, um eine vollständige Mahlzeit zu erhalten.

Die italienische Küche bietet auch eine Vielzahl von gesunden Salaten, die sich ideal für Meal Prep eignen. Ein Caprese-Salat mit Tomaten, Mozzarella und frischem Basilikum kann in großen Mengen vorbereitet werden und hält sich gut im Kühlschrank. Auch ein italienischer Quinoasalat oder ein Kichererbsensalat mit italienischem Dressing sind nahrhafte Optionen, die sich hervorragend für Mahlzeiten im Voraus eignen.

Pizza ist ein weiteres Gericht, das sich gut für Meal Prep eignet, insbesondere wenn man eigene Pizzateige und -beläge vorbereitet. Der Pizzateig kann in großen Portionen vorbereitet und eingefroren werden. Wenn er gebraucht wird, kann er schnell aufgetaut und mit verschiedenen Zutaten belegt werden. Auch Pizza-Slices lassen sich gut einfrieren und können bei Bedarf schnell aufgewärmt werden.

Die Zubereitung von italienischen Mahlzeiten im Voraus bietet nicht nur Bequemlichkeit, sondern auch die Möglichkeit, gesunde, hausgemachte Optionen zu genießen. Die Verwendung von frischen Zutaten wie Tomaten, Olivenöl, Knoblauch und Kräutern sorgt für authentischen Geschmack und hochwertige Nährstoffe in Ihren Mahlzeiten.

Ein zusätzlicher Vorteil der italienischen Küche für Meal Prep ist die Möglichkeit, größere Mengen an Saucen und Brühen zuzubereiten. Eine selbstgemachte Tomatensauce, Pesto oder Brühe kann in großen Portionen vorbereitet und in kleinen Behältern eingefroren werden. Diese Zutaten können schnell verwendet werden, um verschiedene Gerichte zu ergänzen und für zusätzliche Geschmackstiefe zu sorgen.

Pesto-Pasta-Salat

Zutaten:

- 250 g Penne oder Fusilli
- 1 Tasse frisches Basilikum (gewaschen und abgetropft)
- 1/2 Tasse geriebener Parmesan
- 1/2 Tasse Pinienkerne
- 2 Knoblauchzehen
- 1/2 Tasse Olivenöl
- 1 EL Zitronensaft
- 1/2 TL Salz
- 1/4 TL frisch gemahlener schwarzer Pfeffer
- 1 Tasse Kirschtomaten (halbiert)
- 1/2 Tasse schwarze Oliven (entsteint und halbiert)
- 1/4 Tasse rote Zwiebel (fein gewürfelt)
- 1/4 Tasse frische Rucola oder Spinat

Anleitung:

1. Die Pasta gemäß den Anweisungen auf der Verpackung in leicht gesalzenem Wasser kochen, bis sie al dente ist. Abgießen und abkühlen lassen.

2. In der Zwischenzeit für das Pesto Basilikum, Parmesan, Pinienkerne und Knoblauch in eine Küchenmaschine geben. Pulsieren, bis alles grob zerkleinert ist.

3. Während die Küchenmaschine läuft, langsam das Olivenöl hinzufügen, bis eine glatte Paste entsteht. Zitronensaft, Salz und Pfeffer unterrühren.

4. Das abgekühlte Pasta in eine große Schüssel geben. Das Pesto gleichmäßig unter die Pasta mischen.

5. Kirschtomaten, schwarze Oliven, rote Zwiebel und Rucola hinzufügen und vorsichtig unterheben, bis alles gut vermischt ist.

6. Den Salat nach Belieben abschmecken und gegebenenfalls nachwürzen.

7. Den Pesto-Pasta-Salat vor dem Servieren für mindestens 30 Minuten im Kühlschrank ziehen lassen, damit die Aromen sich gut entfalten können.

Nährwertangaben pro Portion (bei 4 Portionen):

- Kalorien: 430
- Fett: 30 g
- Gesättigte Fettsäuren: 4 g
- Kohlenhydrate: 35 g
- Ballaststoffe: 4 g
- Zucker: 2 g
- Eiweiß: 10 g

Portionsgröße:

- 1 Portion entspricht etwa 1 1/2 Tassen des Pesto-Pasta-Salats.

Kochzeit:

- Gesamtzeit: Etwa 20 Minuten (inklusive Pasta kochen und Pesto zubereiten)
- Kühlschrank-Zeit: Mindestens 30 Minuten

Caprese-Salat

Zutaten:

- 4 reife Tomaten
- 200 g frischer Mozzarella
- 1 Bund frisches Basilikum
- 3 EL extra natives Olivenöl
- 1 EL Balsamico-Essig
- Salz nach Geschmack
- Pfeffer nach Geschmack
- 1 TL getrockneter Oregano (optional)

Anleitung:

1. Die Tomaten waschen und in dünne Scheiben schneiden.
2. Den Mozzarella in Scheiben schneiden, ähnlich dick wie die Tomatenscheiben.
3. Die Tomaten- und Mozzarellascheiben abwechselnd auf einem großen Teller oder einer Platte anrichten.
4. Frische Basilikumblätter gleichmäßig über den Tomaten und Mozzarella verteilen.
5. Das Olivenöl gleichmäßig über den Salat träufeln.
6. Den Balsamico-Essig über den Salat geben.

7. Mit Salz, Pfeffer und optional getrocknetem Oregano nach Geschmack würzen.

8. Den Salat sofort servieren oder abgedeckt im Kühlschrank aufbewahren, bis er serviert wird.

Nährwertangaben pro Portion (bei 4 Portionen):

- Kalorien: 180 kcal
- Eiweiß: 9 g
- Fett: 14 g
- Kohlenhydrate: 6 g
- Ballaststoffe: 1 g
- Zucker: 4 g

Portionsgröße: Ca. 1 Tasse (250 g) pro Portion

Zubereitungszeit: Ca. 15 Minuten

Minestrone-Suppe

Zutaten:

- 2 Esslöffel Olivenöl
- 1 große Zwiebel, gewürfelt
- 2 Karotten, geschält und in kleine Würfel geschnitten
- 2 Stangen Sellerie, gewürfelt
- 3 Knoblauchzehen, fein gehackt
- 1 große Kartoffel, gewürfelt
- 1 Zucchini, gewürfelt
- 1 Tasse grüne Bohnen, in Stücke geschnitten

- 1 Tasse Erbsen (frisch oder gefroren)
- 1 Dose gehackte Tomaten (400 g)
- 4 Tassen Gemüsebrühe
- 1 Tasse kleine Pasta (z. B. Ditalini oder Orzo)
- 1 Teelöffel getrockneter Thymian
- 1 Teelöffel getrockneter Oregano
- 1 Lorbeerblatt
- Salz und Pfeffer nach Geschmack
- 1 Tasse frisch geriebener Parmesan (optional)
- 1 Handvoll frisches Basilikum, gehackt

Anleitung:

1. In einem großen Topf das Olivenöl bei mittlerer Hitze erhitzen. Die Zwiebel hinzufügen und etwa 5 Minuten anbraten, bis sie weich und durchsichtig ist.
2. Karotten, Sellerie und Knoblauch hinzufügen und weitere 5 Minuten anbraten, bis das Gemüse leicht gebräunt ist.
3. Die Kartoffelwürfel und Zucchini dazugeben und 3-4 Minuten anbraten, bis sie leicht weich werden.
4. Die grünen Bohnen und Erbsen hinzufügen und kurz mitbraten.
5. Die gehackten Tomaten, Gemüsebrühe, Pasta, Thymian, Oregano und das Lorbeerblatt einrühren.
6. Die Suppe zum Kochen bringen, dann die Hitze reduzieren und 15-20 Minuten köcheln lassen, bis die Pasta und das Gemüse zart sind.
7. Mit Salz und Pfeffer abschmecken. Optional den Parmesan einrühren, um der Suppe zusätzlichen Geschmack und Cremigkeit zu verleihen.

8. Vor dem Servieren das Lorbeerblatt entfernen und mit frischem Basilikum bestreuen.

Nährwertangaben (pro Portion, basierend auf 6 Portionen):

- Kalorien: 180
- Fett: 6 g
- Gesättigte Fettsäuren: 1 g
- Kohlenhydrate: 26 g
- Ballaststoffe: 5 g
- Zucker: 6 g
- Eiweiß: 7 g
- Natrium: 800 mg

Portionsgröße: 1 ½ Tassen (ca. 350 ml)

Kochzeit:

- Vorbereitung: 10 Minuten
- Kochzeit: 30 Minuten
- Gesamtzeit: 40 Minuten

Risotto mit Gemüse

Zutaten:

- 300 g Risotto-Reis (Arborio oder Carnaroli)
- 1 Zwiebel, fein gewürfelt
- 2 Knoblauchzehen, fein gehackt
- 200 g Karotten, gewürfelt
- 150 g Erbsen (frisch oder tiefgefroren)

- 1 rote Paprika, gewürfelt
- 1 Zucchini, gewürfelt
- 1 Liter Gemüsebrühe
- 150 ml Weißwein
- 50 g Parmesan, gerieben
- 2 EL Olivenöl
- 1 EL Butter
- 1 TL getrockneter Thymian
- 1 TL getrockneter Oregano
- Salz und Pfeffer nach Geschmack
- Frische Petersilie zum Garnieren

Anleitung:

1. Die Gemüsebrühe in einem Topf erhitzen und warm halten.
2. In einem großen, tiefen Topf das Olivenöl erhitzen und die Zwiebel darin glasig dünsten.
3. Den Knoblauch hinzufügen und kurz mitdünsten, bis er aromatisch duftet.
4. Die Karotten, Paprika, Zucchini und Erbsen hinzufügen und etwa 5 Minuten anbraten, bis das Gemüse leicht weich ist.
5. Den Risotto-Reis in den Topf geben und unter Rühren 2-3 Minuten anbraten, bis die Körner leicht glasig werden.
6. Den Weißwein hinzufügen und unter Rühren einkochen lassen, bis der Wein fast vollständig verdampft ist.
7. Nach und nach eine Kelle warme Gemüsebrühe zum Reis geben und regelmäßig umrühren. Die Brühe erst hinzufügen, wenn die vorherige Menge fast vollständig aufgenommen ist.

8. Den Thymian und Oregano einrühren. Den Risotto unter regelmäßigem Rühren kochen, bis der Reis cremig und al dente ist (ca. 18-20 Minuten).

9. Am Ende der Kochzeit die Butter und den geriebenen Parmesan einrühren, bis der Risotto schön cremig ist. Mit Salz und Pfeffer abschmecken.

10.   Den Risotto auf Teller verteilen und nach Belieben mit frischer Petersilie garnieren.

Nährwertangaben (pro Portion, bei 4 Portionen):

- Kalorien: 350 kcal
- Eiweiß: 12 g
- Fett: 12 g
- Kohlenhydrate: 50 g
- Ballaststoffe: 4 g

Portionsgröße:

- Ca. 250 g Risotto

Kochzeit:

- Insgesamt etwa 30 Minuten

Bruschetta

Zutaten:

- 1 Baguette oder Ciabatta-Brot
- 4-5 reife Tomaten, gewürfelt

* 2-3 Knoblauchzehen, fein gehackt
* 1/4 Tasse frisches Basilikum, gehackt
* 1/4 Tasse extra natives Olivenöl
* 1-2 Esslöffel Balsamico-Essig
* Salz und Pfeffer nach Geschmack

Anleitung:

1. Das Brot in etwa 1 cm dicke Scheiben schneiden und im Ofen bei 180°C (350°F) 5-7 Minuten rösten, bis es goldbraun und knusprig ist. Alternativ kann das Brot auch auf einem Grill geröstet werden.
2. Während das Brot röstet, die Tomaten, den Knoblauch und das Basilikum in einer Schüssel vermengen.
3. Das Olivenöl und den Balsamico-Essig zu der Tomatenmischung hinzufügen und gut vermengen.
4. Mit Salz und Pfeffer abschmecken.
5. Die gerösteten Brotscheiben aus dem Ofen nehmen und mit der Tomatenmischung belegen.
6. Sofort servieren, damit das Brot knusprig bleibt.

Nährwertinformationen (pro Portion):

* Kalorien: 120 kcal
* Fett: 7 g
* Gesättigte Fettsäuren: 1 g
* Kohlenhydrate: 14 g
* Ballaststoffe: 2 g
* Zucker: 2 g
* Eiweiß: 2 g

Kochzeit: 10-15 Minuten

Mexikanisch

Mexikanische Küche bietet eine Vielzahl an Geschmäckern und Aromen, die sich hervorragend für Meal-Prep-Rezepte eignen. Die Verwendung von frischen Zutaten, kräftigen Gewürzen und vielseitigen Komponenten macht mexikanische Gerichte ideal für die Zubereitung im Voraus. Durch die richtige Planung und Vorbereitung können Sie authentische, leckere Mahlzeiten genießen, die sich gut für mehrere Tage aufbewahren lassen.

Zu den Grundzutaten der mexikanischen Küche gehören frische Kräuter wie Koriander, Limettensaft, und Gewürze wie Kreuzkümmel und Paprika. Diese Zutaten verleihen den Gerichten nicht nur Geschmack, sondern auch Tiefe und Komplexität. Die Kombination von Koriander, Limette und Kreuzkümmel kann nahezu jedem Gericht einen typischen mexikanischen Touch verleihen.

Bohnengerichte sind ein fester Bestandteil der mexikanischen Küche und eignen sich besonders gut für Meal Prep. Schwarze Bohnen, Pinto-Bohnen und Kidneybohnen sind nährstoffreich und vielseitig. Sie können sie in Salaten, Eintöpfen oder als Beilage zu Fleischgerichten verwenden. In großen Mengen zubereitet, halten sie sich gut im Kühlschrank und lassen sich leicht aufwärmen.

Ein weiteres wichtiges Element sind Tortillas, die als Grundlage für viele mexikanische Gerichte dienen. Ob Maistortillas oder Weizentortillas, sie können in großen Mengen vorbereitet und eingefroren werden. Diese Tortillas eignen sich für Quesadillas, Burritos oder Fajitas und können nach Belieben gefüllt oder gerollt werden.

Fleischsorten wie Hähnchen, Rindfleisch und Schweinefleisch sind häufige Zutaten in mexikanischen Rezepten. Diese können mariniert und in größeren Mengen gekocht werden, um sie für die Woche aufzuteilen. Ein klassisches Beispiel ist das marinierte Schweinefleisch für Tacos al Pastor oder Hähnchen für Burrito-Füllungen. Die Fleischgerichte lassen sich gut aufbewahren und verfeinern verschiedene Gerichte.

Salsa ist ein unverzichtbares Element der mexikanischen Küche und eignet sich hervorragend für Meal Prep. Frische Salsas wie Pico de Gallo oder Salsa Verde können in großen Mengen zubereitet und im Kühlschrank aufbewahrt werden. Sie bieten eine schnelle Möglichkeit, Gerichte wie Tacos, Nachos oder Salate zu verfeinern.

Ein weiteres nützliches Rezept für die Vorbereitung ist Chili con Carne. Dieses Gericht ist herzhaft und nahrhaft, lässt sich gut einfrieren und kann in verschiedenen Varianten zubereitet werden. Es eignet sich hervorragend als Mittag- oder Abendessen und kann einfach aufgewärmt werden.

Fajitas sind ein weiteres beliebtes Gericht, das sich gut für Meal Prep eignet. Die Zubereitung von gegrilltem Gemüse und mariniertem Fleisch im Voraus spart Zeit und ermöglicht eine schnelle Zusammenstellung von Fajitas. Die Komponenten können getrennt gelagert und bei Bedarf zusammengefügt werden.

Für vegetarische Optionen bieten sich mexikanische Gerichte wie Gemüse-Enchiladas oder gefüllte Paprika an. Diese Gerichte können ebenfalls in großen Mengen vorbereitet und eingefroren werden. Sie sind reich an Geschmack und bieten eine gesunde Alternative zu fleischhaltigen Gerichten.

Mexikanische Reisgerichte wie Spanischer Reis oder Reis mit schwarzen Bohnen sind ebenfalls ideal für Meal Prep. Diese Reisgerichte können in großen Mengen gekocht und in Portionen aufgeteilt werden. Sie sind vielseitig und passen gut zu verschiedenen Hauptgerichten wie Fleisch oder Gemüse.

Für ein schnelles Frühstück können mexikanische Rezepte wie Frühstücks-Burritos vorbereitet werden. Diese können mit Eiern, Bohnen, Käse und Gemüse gefüllt und eingefroren werden. Morgens einfach in der Mikrowelle erwärmen und genießen.

Quinoa-Tacos

Zutaten:

- 1 Tasse Quinoa
- 2 Tassen Wasser oder Gemüsebrühe
- 1 Teelöffel Kreuzkümmel
- 1 Teelöffel Paprika
- 1 Teelöffel getrockneter Oregano
- 1/2 Teelöffel Knoblauchpulver
- 1/2 Teelöffel Zwiebelpulver
- 1 Dose schwarze Bohnen, abgetropft und abgespült

- 1 Tasse Maiskörner (frisch oder gefroren)
- 1 Tasse gewürfelte Tomaten
- 1/2 Tasse fein gehackte rote Zwiebel
- 1 Avocado, gewürfelt
- 1/2 Tasse gehackter Koriander
- 8 kleine Maistortillas
- 1 Limette, in Spalten geschnitten
- Salz und Pfeffer nach Geschmack
- Optional: geriebener Käse, saure Sahne, Salsa

Anleitung:

1. Quinoa in einem feinen Sieb unter kaltem Wasser abspülen, um Bitterstoffe zu entfernen.

2. In einem mittelgroßen Topf 2 Tassen Wasser oder Gemüsebrühe zum Kochen bringen. Quinoa hinzufügen, zum Kochen bringen, dann die Hitze reduzieren und abdecken. Etwa 15 Minuten köcheln lassen, bis die Quinoa weich ist und das Wasser absorbiert wurde. Vom Herd nehmen und 5 Minuten ruhen lassen. Anschließend mit einer Gabel auflockern.

3. In einer großen Pfanne bei mittlerer Hitze Kreuzkümmel, Paprika, Oregano, Knoblauchpulver und Zwiebelpulver rösten, bis sie aromatisch sind (ca. 1-2 Minuten).

4. Die abgetropften schwarzen Bohnen, Maiskörner und gewürfelten Tomaten hinzufügen. Alles gut vermischen und einige Minuten erhitzen, bis es warm ist. Mit Salz und Pfeffer abschmecken.

5. Die gekochte Quinoa unter die Bohnen-Mais-Mischung heben und gut vermengen.

6. Maistortillas nach Packungsanweisung erwärmen, entweder in einer trockenen Pfanne oder im Ofen.

7. Die Quinoa-Mischung gleichmäßig auf den Tortillas verteilen. Mit gewürfelter Avocado, gehacktem Koriander und optional geriebenem Käse, saurer Sahne und Salsa garnieren.

8. Mit Limettenspalten servieren, die nach Belieben über die Tacos gedrückt werden können.

Nährwertangaben (pro Taco):

- Kalorien: ca. 180 kcal
- Eiweiß: 6 g
- Kohlenhydrate: 27 g
- Fett: 6 g
- Ballaststoffe: 5 g
- Zucker: 3 g
- Natrium: 250 mg

Portionsgröße: 1 Taco

Kochzeit:

- Vorbereitung: 10 Minuten
- Kochzeit für Quinoa: 15 Minuten
- Gesamtzeit: 25 Minuten

Burrito-Bowls

Zutaten:

- 1 Tasse brauner Reis

- 1 Dose schwarze Bohnen, abgetropft und abgespült
- 1 Tasse Maiskörner (frisch oder gefroren)
- 1 Tasse gewürfelte Tomaten (frisch oder aus der Dose)
- 1 Avocado, in Scheiben geschnitten
- 1 Tasse gewürfelte Paprika (rot, gelb oder grün)
- 1 Tasse geriebener Cheddar-Käse
- 1/2 Tasse gehackter Koriander
- 1 Limette, in Spalten geschnitten
- 1 Teelöffel Kreuzkümmel
- 1 Teelöffel Paprika
- 1/2 Teelöffel Knoblauchpulver
- 1/2 Teelöffel Zwiebelpulver
- 1 Teelöffel Olivenöl
- Salz und Pfeffer nach Geschmack

Anleitung:

1. Den braunen Reis nach Packungsanweisung kochen. Für zusätzlichen Geschmack können Sie den Reis in der Pfanne mit etwas Olivenöl anbraten, bevor Sie ihn kochen.
2. In einer großen Pfanne das Olivenöl erhitzen. Fügen Sie die gewürfelte Paprika hinzu und braten Sie sie bei mittlerer Hitze an, bis sie weich wird, etwa 5 Minuten.
3. Die schwarzen Bohnen, den Mais, Kreuzkümmel, Paprika, Knoblauchpulver und Zwiebelpulver in die Pfanne geben. Rühren und köcheln lassen, bis alles gut erhitzt ist, etwa 5-7 Minuten. Mit Salz und Pfeffer abschmecken.

4. Die gewürfelten Tomaten hinzufügen und gut vermischen. Weitere 2-3 Minuten köcheln lassen, bis die Tomaten leicht erhitzt sind.

5. Den gekochten Reis gleichmäßig auf die Schalen verteilen. Die Bohnen-Mais-Mischung darüber geben.

6. Die Avocado-Scheiben und den geriebenen Cheddar-Käse auf die Schalen verteilen.

7. Mit gehacktem Koriander bestreuen und mit Limettenspalten servieren.

Nährwertangaben (pro Portion):

- Kalorien: 450
- Eiweiß: 20 g
- Kohlenhydrate: 55 g
- Fett: 18 g
- Ballaststoffe: 10 g
- Zucker: 6 g

Portionsgröße:

Die Rezeptur ergibt 4 Portionen.

Kochzeit:

- Vorbereitungszeit: 10 Minuten
- Kochzeit: 20 Minuten
- Gesamtzeit: 30 Minuten

Fajita-Pfanne

Zutaten:

- 500 g Hähnchenbrustfilet, in Streifen geschnitten
- 2 Paprika (rot und grün), in Streifen geschnitten
- 1 große Zwiebel, in Streifen geschnitten
- 2 EL Olivenöl
- 1 TL Kreuzkümmel
- 1 TL Paprikapulver
- 1/2 TL Cayennepfeffer (nach Geschmack)
- 1 TL Knoblauchpulver
- 1 TL Zwiebelpulver
- 1 TL getrockneter Oregano
- 1 Limette, ausgepresst
- 1 TL Salz
- 1/2 TL Pfeffer
- Frische Korianderblätter, zum Garnieren
- Optional: 1 TL Chili-Pulver (für zusätzliche Schärfe)

Anleitung:

1. Erhitzen Sie das Olivenöl in einer großen Pfanne bei mittlerer Hitze.

2. Geben Sie die Hähnchenstreifen in die Pfanne und braten Sie sie an, bis sie von allen Seiten goldbraun und durchgegart sind, etwa 5-7 Minuten. Nehmen Sie das Hähnchen aus der Pfanne und stellen Sie es beiseite.

3. Im verbleibenden Öl die Zwiebel und Paprika hinzufügen. Braten Sie sie an, bis sie weich und leicht gebräunt sind, etwa 5 Minuten.

4. Geben Sie das Hähnchen zurück in die Pfanne.

5. Fügen Sie Kreuzkümmel, Paprikapulver, Cayennepfeffer, Knoblauchpulver, Zwiebelpulver, Oregano, Salz, Pfeffer und optional

Chili-Pulver hinzu. Rühren Sie gut um, um die Gewürze gleichmäßig zu verteilen.

6. Gießen Sie den Limettensaft über die Mischung und rühren Sie gut um.
7. Lassen Sie alles zusammen noch 2-3 Minuten köcheln, damit sich die Aromen gut vermengen.
8. Garnieren Sie die Fajita-Pfanne mit frischen Korianderblättern und servieren Sie sie heiß.

Nährwertangaben (pro Portion, bei 4 Portionen):

- Kalorien: 320 kcal
- Protein: 30 g
- Fett: 14 g
- Kohlenhydrate: 18 g
- Ballaststoffe: 4 g
- Zucker: 6 g
- Natrium: 800 mg

Portionsgröße: Eine Portion entspricht etwa 250 g der Fajita-Pfanne.

Kochzeit:

- Vorbereitung: 10 Minuten
- Kochzeit: 15 Minuten
- Gesamtzeit: 25 Minuten

Guacamole mit Tortilla-Chips

Zutaten für die Guacamole:

- 3 reife Avocados

- 1 kleine Zwiebel, fein gewürfelt

- 1-2 Tomaten, entkernt und gewürfelt

- 1-2 Knoblauchzehen, fein gehackt

- 1 Limette, ausgepresst

- 1-2 kleine Jalapeños, entkernt und fein gehackt (nach Geschmack)

- 1 Handvoll frischer Koriander, grob gehackt

- Salz und Pfeffer nach Geschmack

Zutaten für die Tortilla-Chips:

- 6-8 Maistortillas

- 2-3 Esslöffel Olivenöl

- 1 Teelöffel Salz

- 1 Teelöffel Paprikapulver

Anleitung für die Guacamole:

1. Avocados halbieren, den Kern entfernen und das Fruchtfleisch mit einem Löffel aus der Schale schälen. Das Avocadofleisch in eine Schüssel geben und mit einer Gabel grob zerdrücken, bis die gewünschte Konsistenz erreicht ist (stückig oder cremig).

2. Zwiebel, Tomaten, Knoblauch und Jalapeños zur Avocado geben. Alles gut vermengen.

3. Limettensaft und gehackten Koriander hinzufügen. Mit Salz und Pfeffer abschmecken.

4. Die Guacamole in einer Schale abdecken und im Kühlschrank aufbewahren, bis sie serviert wird. Um Oxidation zu vermeiden, kann die Oberfläche der Guacamole mit Frischhaltefolie bedeckt werden.

Anleitung für die Tortilla-Chips:

1. Den Ofen auf 180°C (350°F) vorheizen.
2. Maistortillas in etwa 8-10 kleine Dreiecke schneiden. Die Tortilla-Dreiecke auf ein Backblech legen.
3. Olivenöl gleichmäßig über die Tortilla-Dreiecke träufeln. Mit Salz und Paprikapulver bestreuen.
4. Im vorgeheizten Ofen 10-12 Minuten backen, bis die Chips goldbraun und knusprig sind. Während des Backens gelegentlich wenden, um eine gleichmäßige Bräunung zu erreichen.
5. Die Chips nach dem Backen aus dem Ofen nehmen und auf einem Gitter auskühlen lassen, um ihre Knusprigkeit zu erhalten.

Nährwertangaben (pro 100 g Guacamole und Tortilla-Chips):

- Guacamole:
    - Kalorien: 150 kcal
    - Fett: 14 g
    - Kohlenhydrate: 8 g
    - Eiweiß: 2 g
    - Ballaststoffe: 6 g
- Tortilla-Chips:
    - Kalorien: 350 kcal
    - Fett: 18 g
    - Kohlenhydrate: 45 g
    - Eiweiß: 6 g
    - Ballaststoffe: 4 g

Portionsgröße:

- Guacamole: Ca. 100 g pro Portion
- Tortilla-Chips: Ca. 30-40 g pro Portion

Kochzeit:

- Guacamole: 10-15 Minuten (Zubereitungszeit)
- Tortilla-Chips: 10-12 Minuten (Backzeit)

Mexikanischer Reis

Zutaten:

- 1 Tasse Langkornreis
- 2 Tassen Gemüsebrühe
- 1 Dose (400 g) gewürfelte Tomaten
- 1 kleine Zwiebel, fein gehackt
- 2 Knoblauchzehen, fein gehackt
- 1 kleine rote Paprika, gewürfelt
- 1 kleine grüne Paprika, gewürfelt
- 1 TL Kreuzkümmel
- 1 TL Paprika
- 1 TL getrockneter Oregano
- 1 EL Pflanzenöl
- Salz und Pfeffer nach Geschmack
- Frische Korianderblätter zum Garnieren (optional)
- 1 Limette, in Spalten geschnitten (optional)

Anleitung:

1. **Reis vorbereiten:** Den Reis in einem Sieb gründlich abspülen, um überschüssige Stärke zu entfernen. Dadurch wird der Reis lockerer und klebt nicht zusammen.

2. **Gemüse anbraten:** Das Pflanzenöl in einem großen Topf bei mittlerer Hitze erhitzen. Die Zwiebel und den Knoblauch hinzufügen und 2-3 Minuten anbraten, bis sie weich und duftend sind.

3. **Paprika hinzufügen:** Die gewürfelten Paprika in den Topf geben und weitere 2-3 Minuten anbraten, bis sie leicht weich sind.

4. **Gewürze und Tomaten hinzufügen:** Kreuzkümmel, Paprika und Oregano hinzufügen. Gut umrühren und kurz anbraten, bis die Gewürze duften. Dann die gewürfelten Tomaten aus der Dose hinzufügen und alles gut vermengen.

5. **Reis und Brühe hinzufügen:** Den abgetropften Reis in den Topf geben und gut umrühren, damit der Reis mit den Tomaten und Gewürzen vermischt wird. Die Gemüsebrühe hinzufügen und zum Kochen bringen.

6. **Kochen:** Sobald die Mischung kocht, die Hitze auf niedrig reduzieren, den Topf abdecken und den Reis 18-20 Minuten köcheln lassen, bis der Reis gar ist und die Flüssigkeit absorbiert wurde.

7. **Ruhezeit:** Den Topf vom Herd nehmen und den Reis 5 Minuten zugedeckt ruhen lassen. Dann mit einer Gabel auflockern.

8. **Servieren:** Nach Belieben mit frischen Korianderblättern garnieren und mit Limettenspalten servieren.

Nährwertangaben (pro Portion, basierend auf 4 Portionen):

- Kalorien: 220 kcal
- Fett: 4 g

- ○ Gesättigtes Fett: 0,5 g
- Kohlenhydrate: 40 g
  - ○ Ballaststoffe: 4 g
  - ○ Zucker: 3 g
- Eiweiß: 5 g
- Natrium: 600 mg

Portionsgröße:

- Eine Portion beträgt etwa 1 Tasse gekochten Reis.

Kochzeit:

- Gesamtzeit: 30-35 Minuten (einschließlich Vorbereitungs- und Kochzeit).

Asiatisch

Asiatische Küche bietet eine beeindruckende Vielfalt an Geschmacksrichtungen und Zutaten, die sich hervorragend für Meal-Prep-Rezepte eignen. Die Verwendung von Gewürzen, frischen Kräutern und exotischen Zutaten macht asiatische Gerichte nicht nur geschmacklich reizvoll, sondern auch nährstoffreich und vielseitig.

Wichtige Zutaten der asiatischen Küche, die in Meal-Prep-Rezepten häufig vorkommen, sind Sojasauce, Sesamöl, Ingwer, Knoblauch und verschiedene Arten von Reis und Nudeln. Diese Zutaten bilden die Basis vieler Gerichte und tragen zur Tiefe und Komplexität der Aromen bei. Ein Vorrat an Sojasauce, insbesondere Tamari für glutenfreie Optionen, und verschiedene Sorten von Reis wie Jasmin- oder Basmati-Reis sind essenziell, um authentische asiatische Gerichte zuzubereiten.

Ein weiteres grundlegendes Element sind asiatische Nudelarten wie Reisnudeln, Udon- oder Soba-Nudeln. Diese können in einer Vielzahl von Gerichten verwendet werden, von asiatischen Stir-Fry-Gerichten bis hin zu Suppen und Salaten. Das Kochen und Aufbewahren von Nudeln für Meal Prep ist einfach, da sie gut in Kühlschrank und Gefrierschrank aufbewahrt werden können und schnell wieder aufgeheizt werden.

Asiatische Gerichte sind oft reich an Gemüse, das sowohl gesund als auch vielseitig ist. Zutaten wie Paprika, Brokkoli, Karotten, Zuckerschoten und Pilze eignen sich hervorragend für Stir-Fry-Gerichte, die sich gut für die Aufbewahrung und Wiederverwendung eignen. Diese Gemüsearten sind stabil, behalten ihre Textur nach dem Kochen gut und bieten zahlreiche Möglichkeiten zur Variation.

Fleischalternativen wie Tofu, Tempeh oder Seitan sind ebenfalls häufig in asiatischen Rezepten zu finden. Diese Proteine sind nicht nur eine großartige Wahl für vegetarische und vegane Optionen, sondern auch eine hervorragende Ergänzung zu verschiedenen Gerichten, da sie gut die Aromen der Marinaden und Saucen aufnehmen. Das Vorbereiten von Tofu oder Tempeh in größeren Mengen und das Einfrieren kann die Zubereitung von schnellen Mahlzeiten erheblich erleichtern.

Für die Zubereitung von asiatischen Meal-Prep-Gerichten sind oft spezielle Kochmethoden nützlich. Das Wokkochen ist eine beliebte Technik, die es ermöglicht, Gemüse und Proteine schnell und gleichmäßig zu garen, wobei die Zutaten knackig und aromatisch bleiben. Ein guter Wok ist eine lohnende Investition für die Zubereitung von asiatischen Gerichten in großen Mengen.

Saucen und Dressings sind ein wesentlicher Bestandteil der asiatischen Küche. Die Zubereitung von Saucen wie Teriyaki, Hoisin oder Erdnusssauce im Voraus kann den Geschmack vieler Gerichte aufwerten und deren Zubereitung erleichtern. Diese Saucen können in Glasbehältern aufbewahrt und nach Bedarf verwendet werden, um den Geschmack zu variieren und die Mahlzeiten aufzufrischen.

Asiatische Suppen wie Miso-Suppe oder Pho sind ebenfalls ideal für Meal Prep. Sie können in großen Mengen zubereitet, portionsweise eingefroren und bei Bedarf aufgewärmt werden. Diese Suppen sind nicht nur nahrhaft, sondern auch sehr vielseitig und können nach Belieben mit verschiedenen Zutaten ergänzt werden.

Bei der Zubereitung asiatischer Meal-Prep-Rezepte ist es wichtig, die Gerichte richtig zu lagern. Die Verwendung von luftdichten Behältern hilft, die Frische der Zutaten zu bewahren und den Geschmack zu erhalten. Das Anrichten der Gerichte in einzelnen Portionen erleichtert das schnelle Aufwärmen und sorgt dafür, dass die Mahlzeiten gut organisiert sind.

Sushi-Rollen

Zutaten:

- 200 g Sushi-Reis
- 250 ml Wasser
- 3 EL Reisessig
- 1 EL Zucker

- 1 TL Salz

- 10 Blätter Nori (Seetang)

- 200 g frischer Lachs (oder andere Fischsorte nach Wahl)

- 1 Avocado

- 1 Gurke

- 100 g Karotten

- 100 g Frischkäse

- 2 EL Sesamkörner

- Sojasauce zum Dippen

- Wasabi und eingelegter Ingwer nach Geschmack

Anleitung:

1. **Sushi-Reis vorbereiten:** Den Sushi-Reis in einem Sieb gründlich unter kaltem Wasser abspülen, bis das Wasser klar bleibt. In einem Kochtopf das Wasser zum Kochen bringen, den Reis hinzufügen und auf kleiner Stufe 15-20 Minuten köcheln lassen, bis der Reis weich ist und das Wasser vollständig aufgenommen wurde. Vom Herd nehmen und 10 Minuten abgedeckt stehen lassen.

2. **Reis würzen:** Reisessig, Zucker und Salz in einem kleinen Topf leicht erwärmen, bis sich der Zucker und das Salz aufgelöst haben. Die Mischung über den noch warmen Reis gießen und vorsichtig unterheben, bis der Reis gleichmäßig gewürzt ist. Den Reis auf Raumtemperatur abkühlen lassen.

3. **Füllungen vorbereiten:** Lachs in dünne Streifen schneiden. Die Avocado halbieren, den Kern entfernen und das Fruchtfleisch in dünne Scheiben schneiden. Die Gurke schälen und in feine Streifen schneiden. Karotten schälen und in dünne Stifte schneiden.

4. **Sushi-Rollen herstellen:** Ein Blatt Nori auf eine Bambusmatte legen, die Oberfläche gleichmäßig mit einer Schicht Sushi-Reis bedecken, dabei am oberen Rand einen freien Streifen von etwa 2 cm lassen. Auf den Reis die gewünschten Füllungen (Lachs, Avocado, Gurke, Karotten, Frischkäse) gleichmäßig verteilen. Den Nori mit Hilfe der Bambusmatte vorsichtig zu einer festen Rolle aufrollen, dabei den freien Rand des Nori mit etwas Wasser bestreichen, um die Rolle zu verschließen.

5. **Rollen schneiden:** Die Sushi-Rolle in etwa 6-8 gleich große Stücke schneiden. Ein scharfes Messer verwenden und es zwischendurch in Wasser tauchen, um ein Ankleben des Reises zu verhindern.

6. **Servieren:** Die Sushi-Rollen auf einem Servierteller anrichten und mit Sesamkörnern bestreuen. Mit Sojasauce, Wasabi und eingelegtem Ingwer servieren.

Nährwertangaben pro Portion (4 Stück):

- Kalorien: ca. 250 kcal
- Fett: 7 g
- Kohlenhydrate: 35 g
- Eiweiß: 10 g
- Ballaststoffe: 3 g

Portionsgröße:

- Etwa 8 Stück pro Rolle

Zubereitungszeit:

- Gesamtzeit: 45-60 Minuten

- Vorbereitung: 15 Minuten
- Kochzeit: 20 Minuten (Reis kochen und auskühlen lassen)

Pad Thai

Zutaten:

- 200 g Reisnudeln
- 2 EL Erdnussöl oder Pflanzenöl
- 2 Knoblauchzehen, fein gehackt
- 1 rote Chilischote, entkernt und fein gehackt (nach Geschmack)
- 200 g Hähnchenbrust, in dünne Streifen geschnitten
- 1 Tasse Sojasprossen
- 1 Karotte, in feine Streifen geschnitten
- 2 Frühlingszwiebeln, in Ringe geschnitten
- 2 Eier, leicht geschlagen
- 3 EL Fischsauce
- 2 EL Tamarindenpaste
- 2 EL brauner Zucker
- 1 Limette, in Spalten geschnitten
- 1/4 Tasse gehackte Erdnüsse
- Frischer Koriander, zum Garnieren

Anleitung:

1. Die Reisnudeln nach Packungsanweisung kochen, abgießen und beiseitestellen.
2. In einer großen Pfanne oder einem Wok das Erdnussöl bei mittlerer Hitze erhitzen.

3. Den Knoblauch und die Chilischote hinzufügen und kurz anbraten, bis sie duften.

4. Die Hähnchenbruststreifen hinzufügen und braten, bis sie durchgegart sind und eine goldbraune Farbe haben.

5. Die Karottenstreifen und die Frühlingszwiebeln hinzufügen und etwa 2 Minuten mitbraten, bis das Gemüse leicht weich ist.

6. Die geschlagenen Eier in die Pfanne geben und unter Rühren kochen, bis sie vollständig gestockt sind.

7. Die gekochten Reisnudeln hinzufügen und gut vermengen.

8. Fischsauce, Tamarindenpaste und braunen Zucker in die Pfanne geben und gut vermischen, bis alle Zutaten gleichmäßig verteilt sind und die Sauce die Nudeln gut umhüllt.

9. Die Sojasprossen hinzufügen und kurz mitbraten, bis sie leicht erhitzt sind.

10. Das Pad Thai auf Teller verteilen, mit gehackten Erdnüssen und frischem Koriander garnieren. Mit Limettenspalten servieren.

Nährwertangaben pro Portion:

- Kalorien: 400 kcal
- Fett: 18 g
- Kohlenhydrate: 45 g
- Eiweiß: 20 g
- Ballaststoffe: 3 g
- Zucker: 10 g

Portionsgröße: 1 Portion (etwa 1/4 des gesamten Rezepts)

Kochzeit: Gesamtzeit: 30 Minuten

Frühlingsrollen

Zutaten:

- 12 Reispapierblätter
- 200 g Reisnudeln
- 1 Karotte, julienne geschnitten
- 1 Gurke, julienne geschnitten
- 100 g Shiitake-Pilze, dünn geschnitten
- 100 g Glasnudeln, eingeweicht und abgetropft
- 100 g Hähnchenbrustfilet, gekocht und fein geschnitten (optional für vegetarische Versionen weglassen)
- Eine Handvoll frische Minzblätter
- Eine Handvoll frische Korianderblätter
- 1 Avocado, in dünne Scheiben geschnitten
- 1 EL Sesamöl
- 1 EL Sojasauce
- 1 TL Zucker
- 1 TL Reisessig

Anleitung:

1. Die Reisnudeln nach Packungsanweisung kochen, abtropfen lassen und beiseitelegen.
2. Die Glasnudeln gemäß den Anweisungen auf der Verpackung einweichen, abtropfen lassen und ebenfalls beiseitelegen.
3. Eine Pfanne mit etwas Sesamöl erhitzen und die Shiitake-Pilze darin anbraten, bis sie goldbraun und weich sind. Beiseitelegen und abkühlen lassen.

4. In einer Schüssel Sojasauce, Zucker und Reisessig vermischen, um eine Marinade herzustellen.

5. Eine große Schüssel mit warmem Wasser füllen. Ein Reispapierblatt einzeln in das Wasser tauchen, bis es weich und flexibel ist. Auf ein sauberes Küchentuch legen.

6. Auf dem unteren Drittel des Reispapierblatts eine kleine Menge Reisnudeln, Glasnudeln, Karotten, Gurken, Pilze, Hähnchen (wenn verwendet), Minzblätter, Koriander und Avocadoscheiben gleichmäßig verteilen.

7. Die Seiten des Reispapierblatts über die Füllung klappen und die untere Kante über die Füllung rollen, um eine feste Rolle zu formen. Wiederholen, bis alle Reispapierblätter und Füllungen aufgebraucht sind.

8. Die fertigen Frühlingsrollen auf einem Servierteller anrichten. Sie können sie sofort servieren oder in einem luftdichten Behälter im Kühlschrank aufbewahren.

Ernährungsinformationen (pro Frühlingsrolle):

- Kalorien: 90 kcal
- Protein: 3 g
- Fett: 2 g
- Kohlenhydrate: 15 g
- Ballaststoffe: 2 g
- Zucker: 2 g

Portionsgröße: Etwa 12 Frühlingsrollen, abhängig von der Größe und Menge der Füllung pro Rolle.

Kochzeit:

- Zubereitung: Etwa 30 Minuten
- Kochen (falls Hähnchen verwendet wird): 5-7 Minuten für das Braten der Pilze und das Kochen der Nudeln

Gebratener Reis mit Gemüse

Gebratener Reis mit Gemüse ist ein klassisches asiatisches Gericht, das sich perfekt für Meal Prep eignet. Es ist nicht nur schnell und einfach zuzubereiten, sondern auch vielseitig und nahrhaft. Hier sind die detaillierten Inhalte für dieses Rezept:

Zutaten:

- 2 Tassen gekochter Jasminreis (am besten vom Vortag)
- 1 Tasse Erbsen und Karotten, gemischt (frisch oder gefroren)
- 1 rote Paprika, gewürfelt
- 1 kleine Zwiebel, fein gehackt
- 2 Knoblauchzehen, fein gehackt
- 2 Eier, leicht geschlagen
- 3 Esslöffel Sojasauce
- 1 Esslöffel Sesamöl
- 2 Esslöffel Pflanzenöl
- 2 Frühlingszwiebeln, in feine Ringe geschnitten
- Salz und Pfeffer nach Geschmack
- Optional: 1 Teelöffel geriebener Ingwer, 1 Teelöffel Sriracha oder Chilisauce für Schärfe

Anleitung:

1. Erhitze das Pflanzenöl in einer großen Pfanne oder einem Wok bei mittlerer bis hoher Hitze.
2. Füge die Zwiebel und den Knoblauch hinzu und brate sie an, bis sie duften und leicht golden sind, etwa 2 Minuten.
3. Gib die Erbsen und Karotten, Paprika und optional den geriebenen Ingwer in die Pfanne. Brate das Gemüse, bis es weich, aber noch bissfest ist, etwa 5-7 Minuten.
4. Schiebe das Gemüse an den Rand der Pfanne und gib die geschlagenen Eier in die Mitte. Rühre die Eier schnell um, bis sie vollständig gekocht und leicht gerührt sind.
5. Füge den gekochten Reis hinzu und mische alles gut durch, sodass der Reis gleichmäßig mit dem Gemüse und den Eiern verteilt ist.
6. Gieße die Sojasauce und das Sesamöl über den Reis und rühre gut um, um sicherzustellen, dass alles gleichmäßig gewürzt ist.
7. Brate den Reis weiter für weitere 3-5 Minuten, bis er gut durchgewärmt und leicht knusprig ist.
8. Mit Salz und Pfeffer abschmecken und mit den Frühlingszwiebeln bestreuen.
9. Optional: Für eine schärfere Variante Sriracha oder Chilisauce hinzufügen.

Nährwertinformationen:

- Kalorien: ca. 350 pro Portion
- Protein: 10 g
- Fett: 15 g
- Kohlenhydrate: 45 g
- Ballaststoffe: 4 g

- Zucker: 5 g
- Natrium: 900 mg

Portionsgröße: Dieses Rezept ergibt ca. 4 Portionen.

Kochzeit: Gesamtzeit: ca. 30 Minuten

- Vorbereitung: 10 Minuten
- Kochen: 20 Minuten

Misosuppe

Zutaten

- 4 Tassen Gemüsebrühe
- 2 Esslöffel weiße Miso-Paste
- 1 Tasse Tofu, gewürfelt
- 1 Tasse Babyspinat
- 1 Karotte, in dünne Scheiben geschnitten
- 1 Frühlingszwiebel, in dünne Scheiben geschnitten
- 1/2 Tasse Pilze, in dünne Scheiben geschnitten
- 1 Esslöffel Sojasauce
- 1 Teelöffel Sesamöl
- 1 Knoblauchzehe, fein gehackt
- 1 Teelöffel geriebener Ingwer
- 1 Teelöffel Sesamsamen (optional)
- Salz und Pfeffer nach Geschmack

Anleitung

1. Die Gemüsebrühe in einem großen Topf zum Kochen bringen.

2. Miso-Paste in einer kleinen Schüssel mit etwas heißer Brühe verrühren, bis sie sich aufgelöst hat, dann zurück in den Topf geben.

3. Tofu, Karotten, Pilze, Knoblauch und Ingwer zur Brühe hinzufügen und etwa 5 Minuten köcheln lassen, bis das Gemüse zart ist.

4. Babyspinat, Sojasauce und Sesamöl hinzufügen und weitere 2 Minuten köcheln lassen.

5. Mit Salz und Pfeffer abschmecken.

6. In Schüsseln servieren und mit Frühlingszwiebeln und Sesamsamen garnieren.

Nährwertinformationen

- Kalorien: 120 pro Portion
- Fett: 5g
- Kohlenhydrate: 10g
- Protein: 10g
- Ballaststoffe: 3g
- Zucker: 3g
- Natrium: 800mg

Portionsgröße

- 4 Portionen

Kochzeit

- Gesamte Kochzeit: 15 Minuten

Amerikanisch

Amerikanische Küche bietet eine breite Palette an Aromen und Gerichten, die sich perfekt für die Meal-Prep eignen. Die Vielfalt der amerikanischen Küche spiegelt die kulturellen Einflüsse der vielen Einwanderer wider und umfasst alles von herzhaften Burgern bis hin zu süßen Desserts. Amerikanische Mahlzeiten sind oft einfach zuzubereiten, sättigend und können leicht in großen Mengen gekocht werden, was sie ideal für die wöchentliche Mahlzeitenvorbereitung macht.

Ein klassisches amerikanisches Gericht, das sich gut für Meal-Prep eignet, sind Burger. Sie können Rindfleisch, Putenfleisch oder sogar pflanzliche Patties verwenden, um eine gesunde und leckere Mahlzeit zu kreieren. Bereiten Sie die Patties im Voraus zu, grillen oder braten Sie sie und lagern Sie sie in luftdichten Behältern. Servieren Sie die Burger mit Vollkornbrötchen und frischem Gemüse wie Tomaten, Salat und Zwiebeln. Sie können auch verschiedene Toppings und Saucen im Voraus vorbereiten, um Abwechslung in Ihre Mahlzeiten zu bringen.

Ein weiteres beliebtes amerikanisches Gericht, das sich hervorragend für Meal-Prep eignet, ist Mac and Cheese. Diese cremige und köstliche Pasta kann leicht in großen Mengen zubereitet werden. Verwenden Sie Vollkornnudeln und fettarmen Käse, um eine gesündere Version dieses Klassikers zu kreieren. Sie können auch Gemüse wie Brokkoli oder Blumenkohl hinzufügen, um den Nährwert zu erhöhen. Teilen Sie die Mac and Cheese in Portionen und lagern Sie sie in mikrowellengeeigneten Behältern für schnelle und einfache Mittag- oder Abendessen.

Chili ist ein weiteres herzhaftes Gericht, das sich gut für die Meal-Prep eignet. Dieses würzige Eintopfgericht kann mit verschiedenen Fleischsorten wie Rind, Pute oder sogar vegetarischen Alternativen wie Linsen oder schwarzen Bohnen zubereitet werden. Chili ist ideal für die Zubereitung in großen Mengen und kann leicht eingefroren und bei Bedarf aufgewärmt werden. Servieren Sie das Chili mit braunem Reis oder Quinoa und garnieren Sie es mit frischem Koriander, Avocado und einem Klecks Joghurt.

Salate im amerikanischen Stil sind auch eine hervorragende Option für Meal-Prep. Cobb-Salat zum Beispiel ist ein reichhaltiger und sättigender Salat, der mit gegrilltem Hähnchen, Speck, Eiern, Avocado und Blauschimmelkäse zubereitet wird. Sie können die Zutaten im Voraus vorbereiten und in separaten Behältern aufbewahren, um den Salat bei Bedarf schnell zusammenzustellen. Verwenden Sie ein leichtes Dressing auf Basis von Olivenöl und Zitronensaft, um den Salat frisch und gesund zu halten.

Für das Frühstück sind amerikanische Klassiker wie Overnight Oats und Smoothie Bowls perfekt für Meal-Prep geeignet. Overnight Oats können in Einmachgläsern vorbereitet und im Kühlschrank aufbewahrt werden. Sie können verschiedene Toppings wie frisches Obst, Nüsse und Samen hinzufügen, um Abwechslung zu schaffen. Smoothie Bowls können ebenfalls im Voraus zubereitet und eingefroren werden. Verwenden Sie gefrorene Beeren, Spinat und Proteinpulver, um eine nahrhafte und erfrischende Mahlzeit zu kreieren.

Selbst Desserts können in der amerikanischen Küche für Meal-Prep angepasst werden. Bereiten Sie gesündere Versionen von Klassikern wie Brownies oder Muffins vor, indem Sie Zutaten wie Vollkornmehl, ungesüßtes Kakaopulver und natürliche Süßstoffe verwenden. Diese Desserts können in Portionen geschnitten und für einen süßen Snack zwischendurch oder als Nachspeise aufbewahrt werden.

Cobb-Salat

Zutaten

- 2 Hähnchenbrustfilets
- 4 Scheiben Speck
- 4 Eier
- 1 Avocado
- 200 g Kirschtomaten
- 1 Kopf Romaine-Salat
- 100 g Blauschimmelkäse
- 1 kleine rote Zwiebel
- 1 TL Olivenöl
- Salz und Pfeffer nach Geschmack

Für das Dressing

- 3 EL Olivenöl
- 2 EL Rotweinessig
- 1 TL Dijon-Senf
- 1 TL Honig
- Salz und Pfeffer nach Geschmack

1. **Hähnchenbrust zubereiten:** Hähnchenbrustfilets mit Salz und Pfeffer würzen. Olivenöl in einer Pfanne erhitzen und die Hähnchenbrustfilets bei mittlerer Hitze etwa 6-7 Minuten pro Seite braten, bis sie durchgegart sind. Vom Herd nehmen und abkühlen lassen, dann in Streifen schneiden.

2. **Speck zubereiten:** In derselben Pfanne den Speck knusprig braten. Auf Küchenpapier abtropfen lassen und in kleine Stücke schneiden.

3. **Eier kochen:** Eier in kochendem Wasser für 9-10 Minuten hart kochen. Abkühlen lassen, schälen und in Viertel schneiden.

4. **Gemüse vorbereiten:** Avocado schälen, entkernen und in Scheiben schneiden. Kirschtomaten halbieren. Romaine-Salat waschen und in mundgerechte Stücke schneiden. Rote Zwiebel in dünne Ringe schneiden.

5. **Dressing zubereiten:** Olivenöl, Rotweinessig, Dijon-Senf und Honig in einer kleinen Schüssel gut verrühren. Mit Salz und Pfeffer abschmecken.

6. **Salat zusammenstellen:** Romaine-Salat auf einer großen Platte oder in einer großen Schüssel anrichten. Hähnchenstreifen, Speckstücke, Eier, Avocadoscheiben, Kirschtomaten und Zwiebelringe gleichmäßig über den Salat verteilen. Blauschimmelkäse darüber bröckeln.

7. **Dressing hinzufügen:** Das vorbereitete Dressing über den Salat träufeln und sofort servieren.

Nährwertinformationen (pro Portion)

- Kalorien: ca. 450 kcal

- Fett: 30 g

- Kohlenhydrate: 10 g

- Eiweiß: 30 g

- Ballaststoffe: 5 g

Portionsgröße: 4 Portionen

Zubereitungszeit:

- Vorbereitungszeit: 20 Minuten

- Kochzeit: 20 Minuten

- Gesamtzeit: 40 Minuten

BBQ-Chicken-Wraps

Zutaten

- 4 Hähnchenbrustfilets

- 1 Tasse BBQ-Sauce

- 8 große Tortilla-Wraps

- 1 Tasse geriebener Cheddar-Käse

- 1 rote Zwiebel, dünn geschnitten

- 1 Tasse Mais (frisch oder aus der Dose)

- 1 Tasse schwarze Bohnen (abgetropft und gespült)

- 1 Avocado, in Scheiben geschnitten

- 1 Tasse gemischter Salat

- 1/2 Tasse Ranch-Dressing

- Salz und Pfeffer nach Geschmack

- 1 EL Olivenöl

Anleitung

1. Hähnchenbrustfilets mit Salz und Pfeffer würzen.
2. Olivenöl in einer Pfanne bei mittlerer Hitze erhitzen. Hähnchenbrustfilets darin von beiden Seiten goldbraun braten, bis sie durchgegart sind (ca. 6-7 Minuten pro Seite).
3. Hähnchenbrustfilets aus der Pfanne nehmen und etwas abkühlen lassen. Anschließend in dünne Streifen schneiden.
4. In einer Schüssel die Hähnchenstreifen mit der BBQ-Sauce vermischen, bis sie gut bedeckt sind.
5. Tortilla-Wraps auf einer sauberen Arbeitsfläche ausbreiten. In der Mitte jedes Wraps eine Portion BBQ-Hähnchen platzieren.
6. Geriebenen Cheddar-Käse, rote Zwiebel, Mais, schwarze Bohnen, Avocado-Scheiben und gemischten Salat gleichmäßig auf die Wraps verteilen.
7. Etwas Ranch-Dressing über die Füllung träufeln.
8. Die Seiten der Wraps einklappen und von unten nach oben fest aufrollen.
9. Wraps diagonal halbieren und sofort servieren oder in Folie einwickeln und für später aufbewahren.

Nährwertangaben

- Kalorien: 450 pro Wrap
- Eiweiß: 30g
- Kohlenhydrate: 45g
- Fett: 15g
- Ballaststoffe: 8g

Portionsgröße: 1 Wrap

Kochzeit:

- Zubereitungszeit: 15 Minuten
- Kochzeit: 20 Minuten
- Gesamtzeit: 35 Minuten

Hamburger-Salat

Zutaten

- 500 g Rinderhackfleisch
- 1 Zwiebel, fein gehackt
- 1 Knoblauchzehe, gehackt
- 1 EL Olivenöl
- 1 TL Salz
- 1/2 TL Pfeffer
- 1 TL Paprikapulver
- 1 Kopf Eisbergsalat, in Streifen geschnitten
- 200 g Kirschtomaten, halbiert
- 1 Gurke, in Scheiben geschnitten
- 100 g Cheddar-Käse, gerieben
- 100 g Speck, knusprig gebraten und zerbröselt
- 1 Avocado, in Würfel geschnitten
- 2 EL Senf
- 4 EL Mayonnaise
- 2 EL Ketchup
- 1 EL Apfelessig

Anleitung

1. **Hackfleisch zubereiten:** In einer großen Pfanne das Olivenöl bei mittlerer Hitze erhitzen. Zwiebel und Knoblauch hinzufügen und etwa 2-3 Minuten anbraten, bis sie weich sind. Das Hackfleisch hinzufügen und unter Rühren braten, bis es braun und durchgegart ist. Mit Salz, Pfeffer und Paprikapulver würzen. Beiseitestellen und abkühlen lassen.

2. **Salat zusammenstellen:** In einer großen Schüssel den Eisbergsalat, Kirschtomaten, Gurke, Cheddar-Käse, Speck und Avocado vermischen.

3. **Dressing vorbereiten:** In einer kleinen Schüssel Senf, Mayonnaise, Ketchup und Apfelessig gut verrühren, bis eine gleichmäßige Mischung entsteht.

4. **Servieren:** Das abgekühlte Hackfleisch über den Salat geben. Das Dressing über den Salat träufeln und gut vermischen, damit alles gleichmäßig bedeckt ist. Sofort servieren.

Nährwertangaben (pro Portion)

- Kalorien: 450 kcal
- Fett: 35 g
- Kohlenhydrate: 10 g
- Eiweiß: 25 g
- Ballaststoffe: 5 g
- Zucker: 5 g
- Natrium: 800 mg

Portionsgröße: Dieses Rezept ergibt etwa 4 Portionen.

Zubereitungszeit:

- Gesamtzeit: 30 Minuten
    - Vorbereitungszeit: 15 Minuten
    - Kochzeit: 15 Minuten

<u>Maisbrot</u>

Zutaten

- 1 Tasse Maismehl
- 1 Tasse Weizenmehl
- 1/4 Tasse Zucker
- 1 EL Backpulver
- 1/2 TL Salz
- 1 Tasse Buttermilch
- 2 Eier
- 1/4 Tasse geschmolzene Butter
- 1/4 Tasse Pflanzenöl
- 1 Tasse Maiskörner (optional)

Anleitung

1. Den Ofen auf 200 Grad Celsius vorheizen und eine gusseiserne Pfanne oder eine Backform einfetten.
2. In einer großen Schüssel Maismehl, Weizenmehl, Zucker, Backpulver und Salz vermischen.
3. In einer separaten Schüssel Buttermilch, Eier, geschmolzene Butter und Pflanzenöl verrühren, bis alles gut vermischt ist.

4. Die flüssigen Zutaten zu den trockenen Zutaten geben und alles vorsichtig vermengen, bis ein glatter Teig entsteht. Falls gewünscht, die Maiskörner unterheben.
5. Den Teig in die vorbereitete Pfanne oder Backform gießen und gleichmäßig verteilen.
6. Im vorgeheizten Ofen etwa 20-25 Minuten backen, oder bis das Maisbrot goldbraun ist und ein Zahnstocher, der in die Mitte gesteckt wird, sauber herauskommt.
7. Das Maisbrot aus dem Ofen nehmen und vor dem Schneiden und Servieren etwa 10 Minuten abkühlen lassen.

Nährwertinformationen (pro Portion)

- Kalorien: 210
- Fett: 10g
- Gesättigte Fettsäuren: 3g
- Cholesterin: 40mg
- Natrium: 300mg
- Kohlenhydrate: 28g
- Ballaststoffe: 2g
- Zucker: 6g
- Protein: 4g

Portionsgröße

- Dieses Rezept ergibt etwa 8 Portionen.

Kochzeit

- Gesamtzeit: 35-40 Minuten (einschließlich Vorbereitungszeit und Backzeit)

Süßkartoffel-Pommes

Zutaten

- 3 große Süßkartoffeln
- 2 EL Olivenöl
- 1 TL Paprikapulver
- 1 TL Knoblauchpulver
- 1/2 TL Salz
- 1/2 TL Pfeffer
- 1/2 TL getrockneter Rosmarin (optional)

Anleitung

1. Den Ofen auf 220°C vorheizen.
2. Die Süßkartoffeln schälen und in gleichmäßige Stifte schneiden.
3. Die Süßkartoffelstifte in eine große Schüssel geben und mit dem Olivenöl, Paprikapulver, Knoblauchpulver, Salz, Pfeffer und getrocknetem Rosmarin (falls verwendet) vermischen.
4. Die gewürzten Süßkartoffelstifte gleichmäßig auf ein mit Backpapier ausgelegtes Backblech verteilen, darauf achten, dass sie nicht überlappen.
5. Die Süßkartoffelpommes im vorgeheizten Ofen 25-30 Minuten backen, dabei nach der Hälfte der Zeit wenden, bis sie goldbraun und knusprig sind.
6. Aus dem Ofen nehmen und sofort servieren.

Nährwertinformationen (pro Portion, basierend auf 4 Portionen)

- Kalorien: 150 kcal
- Fett: 7 g
- Gesättigte Fettsäuren: 1 g
- Kohlenhydrate: 21 g
- Zucker: 4 g
- Ballaststoffe: 3 g
- Eiweiß: 2 g
- Natrium: 300 mg

Portionsgröße

Eine Portion entspricht etwa 1/4 der gesamten Menge an Süßkartoffel-Pommes.

Kochzeit

Gesamtzeit: ca. 40 Minuten

- Vorbereitungszeit: 10 Minuten
- Kochzeit: 25-30 Minuten

Kapitel 9: Getränke

Getränke sind ein wesentlicher Bestandteil jeder Mahlzeit und können eine bedeutende Rolle in einer gesunden Ernährung spielen. Von hydratisierenden Wasseroptionen bis hin zu nährstoffreichen Smoothies und belebenden Tees – die Auswahl der richtigen Getränke kann Ihre Ernährung ergänzen und Ihre Energie den ganzen Tag über aufrechterhalten. Hier sind einige Kategorien und Beispiele für Getränke, die sich hervorragend in Ihre Meal-Prep-Routine integrieren lassen.

Grüne Smoothies

Zutaten:

- 1 Tasse frischer Spinat
- 1 Tasse Grünkohl, Stiele entfernt
- 1 reife Banane
- 1/2 Tasse gefrorene Ananasstücke
- 1/2 Tasse gefrorene Mango-Stücke
- 1 Tasse ungesüßte Mandelmilch (oder andere Pflanzenmilch)
- 1 Esslöffel Chiasamen (optional)
- 1 Teelöffel Honig oder Agavendicksaft (nach Geschmack)

Anleitung:

1. Spinat und Grünkohl gründlich waschen und in den Mixer geben.

2. Die Banane schälen und in Stücke brechen, dann ebenfalls in den Mixer geben.

3. Gefrorene Ananas- und Mangostücke hinzufügen.

4. Mandelmilch (oder eine andere Pflanzenmilch) eingießen.

5. Chiasamen und Honig oder Agavendicksaft hinzufügen, falls verwendet.

6. Den Mixer auf hohe Geschwindigkeit einstellen und die Zutaten pürieren, bis der Smoothie eine cremige Konsistenz erreicht hat.

7. Bei Bedarf etwas mehr Mandelmilch hinzufügen, um die gewünschte Konsistenz zu erreichen.

8. Den Smoothie in Gläser füllen und sofort genießen.

Nährwertinformationen (pro Portion):

- Kalorien: 250
- Fett: 3 g
- Kohlenhydrate: 50 g
- Zucker: 28 g
- Ballaststoffe: 7 g
- Eiweiß: 3 g

Portionsgröße: 1 Glas (ca. 300 ml)

Zubereitungszeit: 10 Minuten

Detox-Wasser

Detox-Wasser ist eine beliebte und erfrischende Möglichkeit, hydratisiert zu bleiben und gleichzeitig zusätzliche gesundheitliche Vorteile zu genießen. Es besteht darin, Wasser mit Früchten, Gemüse und Kräutern zu aromatisieren, um den Geschmack zu verbessern und die Entgiftung zu fördern. Hier sind einige detaillierte Rezepte für Detox-Wasser, einschließlich Zutaten, Anleitungen, Nährwertinformationen, Portionsgröße und Zubereitungszeit.

Gurken-Minz-Detox-Wasser

Zutaten:

- 1 mittelgroße Gurke, in Scheiben geschnitten
- 10 frische Minzblätter
- 1 Zitrone, in Scheiben geschnitten
- 2 Liter Wasser
- Eiswürfel (optional)

Anleitung:

1. Waschen und schneiden Sie die Gurke und die Zitrone.
2. In einem großen Krug oder Behälter die Gurkenscheiben, Zitronenscheiben und Minzblätter kombinieren.
3. Das Wasser über die Zutaten gießen und vorsichtig umrühren.
4. Mindestens 2 Stunden im Kühlschrank ziehen lassen, damit die Aromen sich entfalten.
5. Gekühlt servieren, eventuell mit Eiswürfeln.

Nährwertinformationen:

- Kalorien: 0
- Fett: 0g
- Kohlenhydrate: 0g

- Protein: 0g

Portionsgröße:

- 1 Tasse

Zubereitungszeit:

- 10 Minuten (plus 2 Stunden Kühlzeit)

Beeren-Limetten-Detox-Wasser

Zutaten:

- 1 Tasse gemischte Beeren (Erdbeeren, Blaubeeren, Himbeeren)
- 1 Limette, in Scheiben geschnitten
- 1 Zweig Rosmarin (optional)
- 2 Liter Wasser
- Eiswürfel (optional)

Anleitung:

1. Die Beeren waschen und die Limette in Scheiben schneiden.
2. In einem großen Krug oder Behälter die gemischten Beeren, Limettenscheiben und Rosmarin (falls verwendet) kombinieren.
3. Das Wasser über die Zutaten gießen und vorsichtig umrühren.
4. Mindestens 2 Stunden im Kühlschrank ziehen lassen, damit die Aromen sich entfalten.
5. Gekühlt servieren, eventuell mit Eiswürfeln.

Nährwertinformationen:

- Kalorien: 0
- Fett: 0g
- Kohlenhydrate: 0g
- Protein: 0g

Portionsgröße:

- 1 Tasse

Zubereitungszeit:

- 10 Minuten (plus 2 Stunden Kühlzeit)

Ingwer-Apfel-Detox-Wasser

Zutaten:

- 1 Apfel, dünn geschnitten
- 1 Stück frischer Ingwer (2,5 cm), geschält und geschnitten
- 1 Zimtstange (optional)
- 2 Liter Wasser
- Eiswürfel (optional)

Anleitung:

1. Den Apfel waschen und in dünne Scheiben schneiden, den Ingwer schälen und in Scheiben schneiden.
2. In einem großen Krug oder Behälter die Apfelscheiben, Ingwerscheiben und Zimtstange (falls verwendet) kombinieren.
3. Das Wasser über die Zutaten gießen und vorsichtig umrühren.

4. Mindestens 2 Stunden im Kühlschrank ziehen lassen, damit die
   Aromen sich entfalten.
5. Gekühlt servieren, eventuell mit Eiswürfeln.

Nährwertinformationen:

- Kalorien: 0
- Fett: 0g
- Kohlenhydrate: 0g
- Protein: 0g

Portionsgröße:

- 1 Tasse

Zubereitungszeit:

- 10 Minuten (plus 2 Stunden Kühlzeit)

Zitrone-Rosmarin-Detox-Wasser

Zutaten:

- 1 Zitrone, in Scheiben geschnitten
- 2 Zweige frischer Rosmarin
- 2 Liter Wasser
- Eiswürfel (optional)

Anleitung:

1. Die Zitrone waschen und in Scheiben schneiden.

2. In einem großen Krug oder Behälter die Zitronenscheiben und Rosmarinzweige kombinieren.

3. Das Wasser über die Zutaten gießen und vorsichtig umrühren.

4. Mindestens 2 Stunden im Kühlschrank ziehen lassen, damit die Aromen sich entfalten.

5. Gekühlt servieren, eventuell mit Eiswürfeln.

Nährwertinformationen:

- Kalorien: 0
- Fett: 0g
- Kohlenhydrate: 0g
- Protein: 0g

Portionsgröße: 1 Tasse

Zubereitungszeit: 10 Minuten (plus 2 Stunden Kühlzeit)

Mandelmilch-Shake

Zutaten:

- 250 ml ungesüßte Mandelmilch
- 1 reife Banane
- 1 EL Mandelbutter (optional)
- 1 TL Honig oder Ahornsirup
- 1/2 TL Vanilleextrakt
- 1/4 TL Zimt
- Eine Handvoll Eiswürfel

Anleitung:

1. Die Banane schälen und in Stücke schneiden.

2. Alle Zutaten – Mandelmilch, Banane, Mandelbutter, Honig, Vanilleextrakt, Zimt und Eiswürfel – in einen Mixer geben.

3. Den Mixer auf hoher Stufe laufen lassen, bis der Shake eine cremige Konsistenz erreicht hat.

4. Den Shake in ein Glas gießen und nach Belieben mit zusätzlichem Zimt oder ein paar Mandeln garnieren.

5. Sofort genießen oder im Kühlschrank aufbewahren, um ihn später zu servieren.

Nährwertangaben (pro Portion):

- Kalorien: 180 kcal
- Fett: 8 g
  - davon gesättigte Fettsäuren: 1 g
- Kohlenhydrate: 24 g
  - davon Zucker: 15 g
- Eiweiß: 4 g
- Ballaststoffe: 3 g

Portionsgröße: 1 Glas (ca. 300 ml)

Zubereitungszeit: 5 Minuten

Chai-Latte

Zutaten:

- 1 Tasse Wasser

- 1 Tasse Milch (kann durch pflanzliche Alternativen wie Mandelmilch, Hafermilch oder Sojamilch ersetzt werden)
- 1-2 Teebeutel Chai-Tee (oder 2-3 Teelöffel lose Chai-Tee-Mischung)
- 1 Zimtstange
- 2-3 Kardamomkapseln
- 4-5 ganze Nelken
- 1 kleines Stück frischer Ingwer (geschält und in Scheiben geschnitten)
- 1-2 Esslöffel Honig oder Zucker (nach Geschmack)
- Optional: Ein Spritzer Vanilleextrakt

Anleitung:

1. **Wasser kochen:** Bringen Sie 1 Tasse Wasser in einem kleinen Topf zum Kochen.
2. **Gewürze hinzufügen:** Fügen Sie die Zimtstange, Kardamomkapseln, Nelken und Ingwerscheiben in das kochende Wasser hinzu. Lassen Sie die Gewürze 5 Minuten köcheln, um ihre Aromen freizusetzen.
3. **Tee ziehen lassen:** Fügen Sie die Chai-Teebeutel oder die lose Chai-Tee-Mischung in das Gewürzwasser ein. Lassen Sie den Tee 3-5 Minuten ziehen, je nachdem, wie stark Sie den Geschmack bevorzugen.
4. **Milch erwärmen:** Während der Tee zieht, erwärmen Sie 1 Tasse Milch in einem separaten Topf oder in der Mikrowelle. Die Milch sollte heiß, aber nicht kochend sein.

5. **Tee und Milch vermengen:** Entfernen Sie die Teebeutel oder die lose Tee-Mischung aus dem Gewürzwasser. Gießen Sie das gewürzte Teewasser in die erwärmte Milch.

6. **Süßen:** Fügen Sie Honig oder Zucker nach Geschmack hinzu. Wenn gewünscht, können Sie auch einen Spritzer Vanilleextrakt hinzufügen.

7. **Mixen (optional):** Für eine schaumige Konsistenz können Sie die Mischung mit einem Milchaufschäumer oder einem Handmixer leicht aufschäumen.

8. **Servieren:** Gießen Sie den Chai-Latte in eine Tasse. Optional können Sie die Oberfläche mit einer Prise Zimt oder Muskatnuss bestreuen.

Nährwertangaben:

- **Kalorien (pro Tasse):** Etwa 150-200 kcal (abhängig von der verwendeten Milch und der Menge des Süßungsmittels)
- **Fett:** 4-8 g (abhängig von der Milch)
- **Kohlenhydrate:** 20-25 g
- **Zucker:** 10-15 g (abhängig von der Menge des Süßungsmittels)
- **Eiweiß:** 5-8 g (abhängig von der Milch)

Portionsgröße:

- Eine Portion entspricht 1 Tasse (ca. 240 ml).

Kochzeit:

- Gesamte Zubereitungszeit: etwa 10-15 Minuten

Zutaten:

- 1 Tasse Milch (kann durch pflanzliche Milch wie Mandel-, Hafer- oder Sojamilch ersetzt werden)
- 1 Messlöffel Proteinpulver (nach Wahl, z.B. Whey, Casein, pflanzliches Protein)
- 1 Banane (reif)
- 1 Tasse gefrorene Beeren (z.B. Erdbeeren, Blaubeeren, Himbeeren)
- 1 Esslöffel Chiasamen oder Leinsamen (für zusätzliche Ballaststoffe und Omega-3-Fettsäuren)
- 1 Teelöffel Honig oder Agavendicksaft (optional, für zusätzliche Süße)
- 1 Handvoll Spinat oder Grünkohl (optional, für zusätzlichen Nährwert)
- Eiswürfel (nach Belieben)

Anleitung:

1. Geben Sie die Milch in einen Mixer.
2. Fügen Sie das Proteinpulver hinzu und mixen Sie es kurz durch, um Klumpen zu vermeiden.
3. Schneiden Sie die Banane in Stücke und fügen Sie diese zusammen mit den gefrorenen Beeren in den Mixer.
4. Geben Sie die Chiasamen oder Leinsamen sowie den Honig oder Agavendicksaft hinzu.
5. Falls gewünscht, fügen Sie die Handvoll Spinat oder Grünkohl hinzu.
6. Mixen Sie alle Zutaten auf hoher Stufe, bis der Shake eine glatte Konsistenz erreicht hat.

7. Fügen Sie bei Bedarf einige Eiswürfel hinzu und mixen Sie weiter, bis der Shake gut gekühlt ist.

8. Gießen Sie den Shake in ein Glas und genießen Sie ihn sofort oder lagern Sie ihn im Kühlschrank, um ihn später zu trinken.

Nährwertinformationen (pro Portion):

- Kalorien: ca. 300-350 kcal
- Eiweiß: ca. 25-30 g (abhängig vom Proteinpulver)
- Kohlenhydrate: ca. 35-40 g
- Fett: ca. 5-7 g
- Ballaststoffe: ca. 6-8 g
- Zucker: ca. 15-20 g (hauptsächlich aus Früchten)

Portionsgröße: 1 Glas (ca. 300-350 ml)

Zubereitungszeit: 5-10 Minuten

Kapitel 10: Saucen und Dressings

Saucen und Dressings sind oft der Schlüssel, um einem Gericht das gewisse Etwas zu verleihen, sei es durch cremige Konsistenzen, pikante Noten oder süße Akzente. In diesem Kapitel finden Sie Rezepte für verschiedene Saucen und Dressings, die einfach zuzubereiten sind und sich ideal für Meal Prep eignen.

Die klassischen Saucen wie Tomatensauce, Bechamelsauce und BBQ-Sauce sind vielseitig einsetzbar und können zu einer Vielzahl von Gerichten serviert werden. Tomatensauce ist die Basis für viele italienische Gerichte und eignet sich hervorragend für Pasta, Pizza und als Dip. Diese Sauce kann in großen Mengen vorbereitet und eingefroren werden, sodass Sie immer eine Portion zur Hand haben. Die Bechamelsauce, auch bekannt als weiße Sauce, ist ideal für Aufläufe und Lasagne und kann ebenfalls im Voraus zubereitet werden. Die BBQ-Sauce, die eine rauchige und süße Note hat, ist perfekt für Grillgerichte und kann nach Belieben angepasst werden, um verschiedene Geschmacksprofile zu erzielen.

In der Kategorie der cremigen Saucen finden Sie Rezepte wie Käsesauce, Avocado-Creme und Joghurtsauce. Käsesauce ist ein Klassiker, der sich besonders gut für Nachos, Gemüse oder als Topping für verschiedene Gerichte eignet. Avocado-Creme ist eine gesunde Alternative zu traditionellen cremigen Saucen und kann als Dip, Brotaufstrich oder als Topping für Salate verwendet werden. Die Joghurtsauce ist leicht und erfrischend und eignet sich hervorragend als Dressing für Salate oder als Dip für Gemüse.

Für Liebhaber von asiatischen Aromen bieten wir auch Rezepte für Saucen wie Teriyaki-Sauce, Erdnusssauce und Sojasauce. Die Teriyaki-Sauce hat eine süße und salzige Note, die perfekt zu gegrilltem Fleisch oder Gemüse passt. Erdnusssauce ist cremig und nussig und kann als Dip für Frühlingsrollen oder als Sauce für Nudeln verwendet werden. Die Sojasauce ist ein Grundnahrungsmittel in der asiatischen Küche und verleiht vielen Gerichten eine umami-Note, die den Geschmack verstärkt.

Die Kategorie der Vinaigrette-Dressings umfasst Rezepte wie klassische Vinaigrette, Balsamico-Vinaigrette und Honig-Senf-Dressing. Diese Dressings sind perfekt für Salate und können leicht im Voraus zubereitet werden. Die klassische Vinaigrette ist einfach und vielseitig, während die Balsamico-Vinaigrette durch ihren süßen und sauren Geschmack besticht. Das Honig-Senf-Dressing bietet eine angenehme Süße und Schärfe und passt hervorragend zu grünen Salaten und als Dip für Gemüse.

Für eine gesunde Option bieten wir auch Rezepte für fettarme und kalorienbewusste Dressings an. Diese Dressings sind ideal für diejenigen, die auf ihre Kalorienaufnahme achten möchten, aber dennoch nicht auf Geschmack verzichten wollen. Beispiele hierfür sind fettfreies Ranch-Dressing, Joghurt-basierte Caesar-Sauce und leichte Avocado-Dressing-Varianten.

Jedes Rezept in diesem Kapitel ist darauf ausgelegt, einfach zuzubereiten und gut vorzubereiten zu sein. Sie können die Saucen und Dressings in luftdichten Behältern aufbewahren und im Kühlschrank lagern, um sie über die Woche hinweg zu verwenden. Viele dieser Rezepte können auch eingefroren werden, was sie zu einer praktischen Option für Meal Prep macht.

<u>Avocado-Dressing</u>

Zutaten:

- 1 reife Avocado
- 1/2 Tasse griechischer Joghurt (fettarm oder normal)
- 1 Knoblauchzehe, gehackt
- 2 Esslöffel Zitronensaft (frisch gepresst)
- 1 Esslöffel Olivenöl
- 1 Teelöffel Honig oder Agavendicksaft
- 1/4 Tasse frische Korianderblätter (optional)
- Salz und Pfeffer nach Geschmack

Anleitung:

1. Die Avocado halbieren, den Kern entfernen und das Fruchtfleisch mit einem Löffel herauslösen.
2. Das Avocado-Fruchtfleisch, den griechischen Joghurt, den gehackten Knoblauch, den Zitronensaft, das Olivenöl und den Honig in eine Küchenmaschine oder einen Mixer geben.
3. Alles zu einer glatten Masse pürieren. Wenn gewünscht, die frischen Korianderblätter hinzufügen und erneut kurz pürieren.
4. Mit Salz und Pfeffer abschmecken und gut vermischen.
5. Das Dressing in ein luftdicht verschlossenes Gefäß umfüllen und im Kühlschrank aufbewahren.

Nährwertangaben (pro Portion, basierend auf 4 Portionen):

- Kalorien: 90

- Fett: 7 g

    - davon gesättigte Fettsäuren: 1 g

- Kohlenhydrate: 6 g

    - davon Zucker: 3 g

- Eiweiß: 3 g

- Ballaststoffe: 4 g

- Natrium: 60 mg

Portionsgröße: 2 Esslöffel

Zubereitungszeit: 10 Minuten

Zitronen-Vinaigrette

Zutaten:

- 1 Zitrone (Saft und abgeriebene Schale)

- 1/4 Tasse Olivenöl extra vergine

- 1 Teelöffel Dijon-Senf

- 1 Teelöffel Honig oder Ahornsirup

- 1 kleine Knoblauchzehe, fein gehackt

- 1/2 Teelöffel getrockneter Oregano

- 1/4 Teelöffel Salz (nach Geschmack)

- 1/4 Teelöffel schwarzer Pfeffer (nach Geschmack)

Anleitung:

1. **Zitronen auspressen**: Die Zitrone halbieren und den Saft in eine
   kleine Schüssel pressen. Achten Sie darauf, die Kerne zu entfernen.

Die Zitronenschale abreiben und zusammen mit dem Zitronensaft in die Schüssel geben.

2. **Zutaten vermengen**: Olivenöl, Dijon-Senf, Honig, gehackten Knoblauch, getrockneten Oregano, Salz und Pfeffer hinzufügen.

3. **Vermischen**: Mit einem Schneebesen oder einer Gabel die Zutaten gut miteinander verrühren, bis die Vinaigrette emulgiert ist und eine gleichmäßige Konsistenz erreicht hat.

4. **Abschmecken**: Die Vinaigrette probieren und nach Belieben mehr Salz, Pfeffer oder Honig hinzufügen, um den Geschmack anzupassen.

5. **Kühlen**: In ein luftdicht verschlossenes Glas oder eine Flasche umfüllen und im Kühlschrank aufbewahren. Vor der Verwendung gut schütteln.

Nährwertangaben (pro Portion, ca. 2 Esslöffel):

- Kalorien: 90 kcal
- Fett: 9 g
  - davon gesättigte Fettsäuren: 1 g
- Kohlenhydrate: 2 g
  - davon Zucker: 1 g
- Eiweiß: 0 g
- Natrium: 200 mg

Portionsgröße: Ca. 2 Esslöffel (30 ml)

Zubereitungszeit: 10 Minuten

__Joghurt-Dip__

Zutaten:

- 200 g griechischer Joghurt (fettarm)
- 1 Knoblauchzehe, fein gehackt oder gepresst
- 1 EL Zitronensaft
- 1 EL frische Dillspitzen, fein gehackt (alternativ können auch getrockneter Dill oder Petersilie verwendet werden)
- 1 TL Honig (optional, für eine leicht süßliche Note)
- 1/2 TL Salz
- 1/4 TL frisch gemahlener schwarzer Pfeffer

Anleitung:

1. Den griechischen Joghurt in eine mittelgroße Schüssel geben.
2. Den fein gehackten Knoblauch hinzufügen und gut umrühren.
3. Zitronensaft, frische Dillspitzen, Salz und Pfeffer hinzufügen.
4. Optional: Einen Teelöffel Honig hinzufügen, wenn eine süßere Note gewünscht ist.
5. Alles gründlich vermengen, bis die Zutaten gleichmäßig verteilt sind.
6. Den Dip abschmecken und gegebenenfalls noch etwas nachwürzen.
7. Den Joghurt-Dip abdecken und mindestens 30 Minuten im Kühlschrank ruhen lassen, damit sich die Aromen gut verbinden können.

Nährwertangaben (pro Portion, ca. 2 EL):

- Kalorien: 50 kcal
- Fett: 1,5 g

234

- Gesättigte Fettsäuren: 0,5 g

- Kohlenhydrate: 3 g

- Zucker: 2 g

- Eiweiß: 4 g

- Ballaststoffe: 0 g

Portionsgröße: Ca. 2 EL (30 g) pro Portion

Kochzeit: Die Zubereitungszeit beträgt etwa 10 Minuten, zusätzlich 30 Minuten Kühlzeit zur Geschmacksentwicklung.

Pesto-Sauce

Zutaten:

- 50 g frische Basilikumblätter

- 30 g Pinienkerne

- 60 g geriebener Parmesan

- 2 Knoblauchzehen

- 120 ml Olivenöl

- 1 TL Zitronensaft

- Salz nach Geschmack

- Pfeffer nach Geschmack

Anleitung:

1. Die Basilikumblätter gründlich waschen und trocken tupfen.

2. Die Pinienkerne in einer Pfanne ohne Fett rösten, bis sie goldbraun sind. Dies dauert etwa 3-4 Minuten. Dabei regelmäßig umrühren, um ein Anbrennen zu verhindern.

3. Die gerösteten Pinienkerne, Basilikumblätter, geriebenen Parmesan und Knoblauchzehen in eine Küchenmaschine oder einen Mixer geben.
4. Alles zu einer groben Paste verarbeiten. Während des Mixens langsam das Olivenöl hinzufügen, bis die Mischung die gewünschte Konsistenz erreicht hat.
5. Den Zitronensaft hinzufügen und mit Salz und Pfeffer abschmecken. Gut durchmischen.
6. Die Pesto-Sauce in ein sauberes Glasgefäß umfüllen und im Kühlschrank aufbewahren.

Nährwertangaben (pro 2 EL Portion):

- Kalorien: 200 kcal
- Fett: 20 g
  - davon gesättigte Fettsäuren: 3 g
- Kohlenhydrate: 1 g
  - davon Zucker: 0 g
- Eiweiß: 6 g
- Ballaststoffe: 0 g

Portionsgröße: 2 EL (ca. 30 g) Pesto-Sauce

Kochzeit: 10 Minuten (inklusive Röstzeit für die Pinienkerne)

BBQ-Sauce

Zutaten:

- 1 Tasse Ketchup

- 1/2 Tasse Apfelessig
- 1/4 Tasse Honig
- 1/4 Tasse brauner Zucker
- 2 Esslöffel Worcestersauce
- 1 Esslöffel Dijon-Senf
- 1 Teelöffel geräuchertes Paprikapulver
- 1 Teelöffel Knoblauchpulver
- 1/2 Teelöffel Zwiebelpulver
- 1/4 Teelöffel Cayennepfeffer (nach Geschmack)
- 1 Teelöffel Salz
- 1/2 Teelöffel schwarzer Pfeffer

Anleitung:

1. Alle Zutaten in einen mittelgroßen Topf geben und gut vermengen.
2. Bei mittlerer Hitze zum Kochen bringen, dabei regelmäßig umrühren.
3. Sobald die Sauce kocht, die Hitze reduzieren und die Sauce 15-20 Minuten köcheln lassen, bis sie leicht eingedickt ist. Gelegentlich umrühren, um ein Anbrennen zu vermeiden.
4. Vom Herd nehmen und die Sauce abkühlen lassen. Die BBQ-Sauce kann warm serviert oder in einem luftdichten Behälter im Kühlschrank aufbewahrt werden.

Nährwertangaben (pro 2 Esslöffel Portion):

- Kalorien: 60
- Fett: 0 g
- Gesättigte Fettsäuren: 0 g
- Kohlenhydrate: 15 g

- Zucker: 14 g
- Eiweiß: 0 g
- Natrium: 250 mg

Portionsgröße: 2 Esslöffel (30 ml)

Kochzeit: Gesamtzeit: 20-25 Minuten

Kapitel 11: Saisonale Rezepte

Frühling

Im Frühling, wenn die Tage länger werden und die Natur zu neuem Leben erwacht, bieten sich zahlreiche saisonale Zutaten für Ihre Meal-Prep-Rezepte an. Die Frühlingszeit ist ideal, um frische, leichte und nahrhafte Mahlzeiten zu genießen, die die saisonalen Zutaten in den Mittelpunkt stellen.

Spargel ist eines der bekanntesten Frühlingsgemüse und bietet vielfältige Einsatzmöglichkeiten. Er kann gedünstet, geröstet oder in Salaten verwendet werden. Spargel enthält wichtige Nährstoffe wie Vitamin K, Folat und Ballaststoffe und ergänzt viele Gerichte wunderbar, sei es als Beilage zu Fleisch oder als Hauptbestandteil in einem Salat oder einer Quiche.

Erbsen sind ebenfalls ein Frühlingsklassiker, der sich hervorragend für Meal-Prep-Rezepte eignet. Sie sind reich an Proteinen, Vitaminen und Mineralstoffen und können in Suppen, Aufläufen oder als Beilage verwendet werden. Erbsen lassen sich leicht in großen Mengen vorbereiten und bieten eine süße, knackige Textur, die viele Gerichte bereichert.

Radieschen sind ein weiteres frisches Gemüse, das im Frühling seinen Höhepunkt erreicht. Mit ihrem würzigen Geschmack und ihrer knackigen Konsistenz sind Radieschen eine hervorragende Ergänzung für Salate oder als gesunder Snack. Sie können auch in Sandwiches oder Wraps verwendet werden, um ihnen eine scharfe Note zu verleihen.

Frühling ist auch die Zeit für verschiedene Kräuter, die in den Mahlzeiten nicht fehlen dürfen. Frische Kräuter wie Basilikum, Petersilie, Koriander und Schnittlauch haben ihre Saison und sind ideal zum Verfeinern von Gerichten. Diese Kräuter können in Dressings, Saucen oder als Garnitur für Ihre vorbereiteten Mahlzeiten verwendet werden, um zusätzlichen Geschmack und Nährstoffe hinzuzufügen.

Rhabarber, oft als Obst betrachtet, ist ein weiteres Frühlingshighlight. Er kann in gesunden Desserts wie Kompott oder Rhabarber-Keksen verwendet werden. Rhabarber hat einen leicht säuerlichen Geschmack, der in Kombination mit etwas Süße eine köstliche Ergänzung für Ihre Meal-Prep-Rezepte darstellt.

Saisonale Früchte wie Erdbeeren, die im Frühling ihre beste Qualität erreichen, sind ideal für die Zubereitung von gesunden Snacks und Desserts. Erdbeeren können in Smoothies, Joghurt oder in gesunden Muffins verwendet werden. Sie sind reich an Vitamin C und Antioxidantien, was sie zu einer ausgezeichneten Wahl für nahrhafte Mahlzeiten macht.

Die Frühlingszeit bringt auch zarte Blattgemüse wie Spinat und Rucola hervor. Diese Blätter sind ideal für Salate oder als Basis für grüne Smoothies. Sie sind reich an Vitaminen, Mineralstoffen und Antioxidantien und tragen zur allgemeinen Gesundheit bei. Spinat und Rucola können in großen Mengen vorbereitet und als Beilage oder Hauptbestandteil von Mahlzeiten verwendet werden.

Spargel-Salat

Zutaten:

- 500 g grüner Spargel
- 200 g Kirschtomaten
- 100 g Feta-Käse
- 1/4 Tasse rote Zwiebel, fein gewürfelt
- 2 EL Olivenöl
- 1 EL Balsamico-Essig
- 1 TL Honig
- 1 TL Senf
- 1 Knoblauchzehe, fein gehackt
- 1/4 Tasse frische Basilikumblätter, grob gehackt
- Salz und Pfeffer nach Geschmack

Anleitung:

1. Den Spargel in einem großen Topf mit kochendem Wasser für etwa 3-4 Minuten blanchieren, bis er zart, aber noch knackig ist. Dann in Eiswasser abkühlen, um den Garprozess zu stoppen. Anschließend abtropfen lassen und in mundgerechte Stücke schneiden.
2. Die Kirschtomaten halbieren und zusammen mit dem Spargel in eine große Schüssel geben.
3. Den Feta-Käse in kleine Würfel schneiden und zusammen mit der roten Zwiebel in die Schüssel hinzufügen.
4. In einer kleinen Schüssel das Olivenöl, Balsamico-Essig, Honig, Senf und den gehackten Knoblauch gut vermengen. Mit Salz und Pfeffer abschmecken.

5. Das Dressing über den Spargel, die Tomaten, den Feta und die Zwiebel gießen und alles gut vermengen.

6. Den Salat mit den gehackten Basilikumblättern garnieren und vor dem Servieren mindestens 15 Minuten ziehen lassen, damit sich die Aromen gut entfalten können.

Nährwertangaben pro Portion (ca. 1 Tasse):

- Kalorien: 150
- Fett: 10 g
- Gesättigte Fettsäuren: 4 g
- Kohlenhydrate: 10 g
- Zucker: 6 g
- Ballaststoffe: 3 g
- Eiweiß: 6 g

Portionsgröße: 1 Tasse

Zubereitungszeit: 15 Minuten

Erdbeer-Rhabarber-Crumble

Zutaten:

- 500 g frische Erdbeeren, geviertelt
- 300 g Rhabarber, in 1 cm große Stücke geschnitten
- 150 g Zucker
- 2 EL Speisestärke
- 1 TL Zitronensaft
- 100 g Butter, zimmerwarm

- 100 g brauner Zucker
- 100 g Mehl
- 50 g Haferflocken
- 1 Prise Salz

Anleitung:

1. **Backofen vorheizen:** Heizen Sie den Ofen auf 180°C (Umluft) oder 200°C (Ober-/Unterhitze) vor.
2. **Fruchtfüllung vorbereiten:** In einer großen Schüssel die Erdbeeren und den Rhabarber mit 150 g Zucker, der Speisestärke und dem Zitronensaft vermengen. Alles gut vermischen, sodass die Früchte gleichmäßig mit der Mischung bedeckt sind.
3. **Crumble-Topping herstellen:** In einer weiteren Schüssel die Butter, den braunen Zucker, das Mehl, die Haferflocken und eine Prise Salz mit den Händen oder einem Mixer zu einer krümeligen Masse verarbeiten. Die Mischung sollte grob und krümelig sein.
4. **Früchte backen:** Die vorbereitete Fruchtmischung gleichmäßig in eine Auflaufform geben. Das Crumble-Topping gleichmäßig über die Früchte streuen.
5. **Backen:** Den Crumble im vorgeheizten Ofen etwa 35-40 Minuten backen, bis das Topping goldbraun und knusprig ist und die Fruchtfüllung Blasen wirft.
6. **Abkühlen lassen:** Den Crumble vor dem Servieren etwa 10 Minuten abkühlen lassen, damit die Fruchtfüllung etwas fester wird.

Nährwertangaben (pro Portion, bei 6 Portionen):

- Kalorien: ca. 320 kcal

- Eiweiß: 2 g

- Fett: 16 g

- Kohlenhydrate: 45 g

- Ballaststoffe: 3 g

- Zucker: 31 g

Portionsgröße: Eine Portion entspricht etwa 1/6 der gesamten Menge.

Kochzeit: Insgesamt ca. 45 Minuten (inklusive Vorbereitungszeit).

Frühlingseintopf

Zutaten:

- 500 g frischer Spargel, geschält und in Stücke geschnitten

- 200 g grüne Erbsen (frisch oder tiefgekühlt)

- 4 mittelgroße Karotten, geschält und in Scheiben geschnitten

- 1 große Zucchini, gewürfelt

- 1 große Zwiebel, gewürfelt

- 3 Knoblauchzehen, fein gehackt

- 1 Liter Gemüsebrühe

- 2 EL Olivenöl

- 1 TL getrockneter Thymian

- 1 TL getrockneter Rosmarin

- Salz und Pfeffer nach Geschmack

- 2 EL frische Petersilie, gehackt (zum Garnieren)

Anleitung:

1. Olivenöl in einem großen Topf bei mittlerer Hitze erhitzen. Die Zwiebel und den Knoblauch hinzufügen und etwa 3 Minuten anbraten, bis sie weich und goldbraun sind.

2. Karotten und Zucchini in den Topf geben und 5 Minuten unter gelegentlichem Rühren anbraten, bis das Gemüse leicht weich wird.

3. Spargel und Erbsen hinzufügen und gut umrühren.

4. Die Gemüsebrühe einfüllen und die getrockneten Kräuter (Thymian und Rosmarin) hinzufügen. Mit Salz und Pfeffer abschmecken.

5. Den Eintopf zum Kochen bringen, dann die Hitze reduzieren und etwa 15 Minuten köcheln lassen, bis das Gemüse zart ist.

6. Vom Herd nehmen und vor dem Servieren mit frischer Petersilie garnieren.

Nährwertangaben (pro Portion, bei 4 Portionen):

- Kalorien: 180 kcal
- Fett: 7 g
- Kohlenhydrate: 22 g
- Ballaststoffe: 6 g
- Eiweiß: 7 g

Portionsgröße: 1 Portion entspricht etwa 300 ml des Eintopfs.

Kochzeit: Gesamtkochzeit: etwa 30 Minuten

Frühlingsrollen

Zutaten:

- 200 g Reisnudeln

- 150 g Hähnchenbrustfilet, dünn geschnitten
- 1 EL Sesamöl
- 1 Knoblauchzehe, fein gehackt
- 1 Karotte, julienne geschnitten
- 1/2 Rotkohl, fein geschnitten
- 1 Paprika, in dünne Streifen geschnitten
- 100 g Sprossen
- 2 Frühlingszwiebeln, in feine Ringe geschnitten
- 12 Reispapierblätter
- 1 EL Sojasauce
- 1 EL Fischsauce (optional)
- 1 TL Zucker
- Frischer Koriander und Minze zum Garnieren

Anleitung:

1. Die Reisnudeln nach Packungsanweisung in heißem Wasser einweichen, bis sie weich sind. Abgießen und beiseitestellen.
2. Das Sesamöl in einer großen Pfanne erhitzen. Knoblauch hinzufügen und kurz anbraten, bis er duftet.
3. Das Hähnchenbrustfilet in die Pfanne geben und bei mittlerer Hitze braten, bis es durchgegart ist. Mit Sojasauce, Fischsauce (wenn verwendet) und Zucker würzen. Vom Herd nehmen und abkühlen lassen.
4. Karotten, Rotkohl, Paprika, Sprossen und Frühlingszwiebeln in eine große Schüssel geben. Die gekochten Reisnudeln und das Hähnchen hinzufügen. Gut vermischen.

5. Eine große Schüssel mit warmem Wasser füllen. Ein Reispapierblatt vorsichtig ins Wasser tauchen, bis es weich und biegsam wird (ca. 20 Sekunden).
6. Das weiche Reispapier auf ein sauberes Küchentuch legen. 2-3 EL der Füllung auf das untere Drittel des Reispapiers legen.
7. Die Seiten des Reispapiers über die Füllung klappen und dann von unten her fest aufrollen. Wiederholen, bis alle Reispapierblätter und Füllungen aufgebraucht sind.
8. Die fertigen Frühlingsrollen auf einem Teller anrichten und nach Belieben mit frischem Koriander und Minze garnieren.

Nährwertangaben (pro Portion, 2 Rollen):

- Kalorien: 250 kcal
- Fett: 8 g
- Kohlenhydrate: 30 g
- Eiweiß: 15 g
- Ballaststoffe: 3 g

Portionsgröße: 2 Frühlingsrollen

Kochzeit:

- Vorbereitung: 30 Minuten
- Gesamtzeit: 30 Minuten

Zitronen-Hähnchen

Zutaten:

- 4 Hähnchenbrustfilets (je etwa 150-200 g)

- 2 Zitronen (Saft und Zesten)
- 3 Knoblauchzehen, fein gehackt
- 2 EL Olivenöl
- 1 TL getrockneter Thymian
- 1 TL getrockneter Rosmarin
- 1 TL Paprikapulver
- Salz und Pfeffer nach Geschmack
- 1 Bund frische Petersilie, gehackt (zum Garnieren)
- 1 Tasse Hühnerbrühe

Anleitung:

1. Die Hähnchenbrustfilets unter kaltem Wasser abspülen und trocken tupfen. Die Filets leicht klopfen, um eine gleichmäßige Dicke zu erzielen.
2. In einer kleinen Schüssel den Zitronensaft, die Zitronenzesten, den gehackten Knoblauch, das Olivenöl, den getrockneten Thymian, den getrockneten Rosmarin, das Paprikapulver, Salz und Pfeffer vermengen.
3. Die Hähnchenbrustfilets in eine große Schüssel legen und die Marinade gleichmäßig darüber gießen. Die Filets mindestens 30 Minuten, besser jedoch über Nacht, im Kühlschrank marinieren lassen.
4. Den Ofen auf 200°C vorheizen. Eine große ofenfeste Pfanne leicht erhitzen und die marinierten Hähnchenbrustfilets darin von beiden Seiten goldbraun anbraten (jeweils etwa 3-4 Minuten pro Seite).
5. Nach dem Anbraten die Hühnerbrühe in die Pfanne gießen und die Pfanne in den vorgeheizten Ofen stellen. Das Hähnchen etwa 20-25

Minuten backen, bis es durchgegart ist und eine Kerntemperatur von mindestens 75°C erreicht.

6. Das Hähnchen aus dem Ofen nehmen und vor dem Servieren etwa 5 Minuten ruhen lassen. Mit gehackter Petersilie garnieren.

Nährwertangaben (pro Portion, bei 4 Portionen):

- Kalorien: 260 kcal
- Fett: 11 g
  - davon gesättigte Fettsäuren: 2 g
- Kohlenhydrate: 3 g
  - davon Zucker: 1 g
- Eiweiß: 37 g
- Salz: 0,8 g

Portionsgröße: 1 Hähnchenbrustfilet (ca. 150-200 g) pro Portion

Kochzeit:

- Marinierzeit: mindestens 30 Minuten, idealerweise über Nacht
- Anbraten: 6-8 Minuten
- Backen: 20-25 Minuten

Sommer

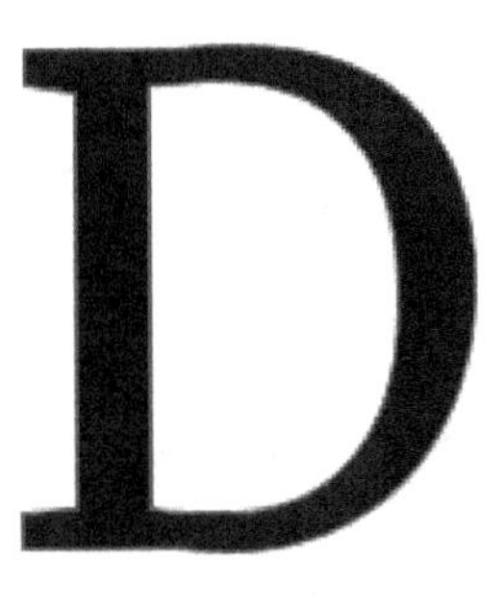

Der Sommer ist die perfekte Zeit, um sich auf frische, leichte und nahrhafte Rezepte zu konzentrieren, die die sonnige Jahreszeit widerspiegeln. Saisonale Zutaten sind besonders aromatisch und gesund, da sie zur richtigen Zeit geerntet werden, wenn sie ihre höchste Qualität erreicht haben. Für Meal Prep im Sommer bieten sich zahlreiche köstliche Rezepte an, die einfach vorzubereiten sind und in den heißen Monaten besonders erfrischend wirken.

Sommersalate sind ideal für Meal Prep, da sie sich gut vorbereiten und kühl servieren lassen. Ein Quinoa-Salat mit frischem Gemüse wie Gurken, Tomaten, Paprika und roten Zwiebeln ist nicht nur leicht, sondern auch nahrhaft und sättigend. Das Dressing aus Zitronensaft, Olivenöl und frischen Kräutern rundet den Salat perfekt ab. Auch ein Wassermelonensalat mit Feta, Minze und einer leichten Vinaigrette ist ein erfrischendes Gericht, das besonders an heißen Tagen gut ankommt.

Für den Sommer eignen sich auch leichte und gesunde Wraps und Sandwiches. Ein Hähnchen-Wrap mit gegrilltem Gemüse, Hummus und frischen Kräutern ist ein perfektes Mittagessen für unterwegs. Alternativ können Sie einen mediterranen Wrap mit Falafel, Joghurt-Dressing und einer Mischung aus knackigem Gemüse zubereiten. Diese Wraps sind nicht nur nahrhaft, sondern auch vielseitig und können nach Belieben variiert werden.

Sommergemüse wie Zucchini, Auberginen, Paprika und Tomaten eignen sich hervorragend für Grill- oder Ofengerichte. Sie können große Mengen an gegrilltem Gemüse vorbereiten und in verschiedenen Mahlzeiten verwenden, wie zum Beispiel in einem Gemüse-Couscous oder als Beilage zu einer Portion gegrilltem Fisch oder Fleisch. Die Kombination von Gemüse und Kräutern, wie Rosmarin oder Thymian, verleiht den Gerichten zusätzliches Aroma.

Kalte Suppen sind eine weitere großartige Option für den Sommer. Gazpacho, eine spanische kalte Tomatensuppe, ist besonders erfrischend und kann leicht in großen Mengen zubereitet werden. Diese Suppe ist vollgepackt mit Vitaminen und eignet sich hervorragend als leichtes Mittagessen oder Snack. Auch eine kalte Gurkensuppe mit Joghurt und frischen Kräutern ist eine gute Wahl für heiße Tage.

Für den Sommer eignen sich auch leicht zuzubereitende Hauptgerichte, die sich gut im Kühlschrank aufbewahren lassen. Ein leichtes Rezept wie gebackene Lachsfilets mit einer Kräuterkruste, serviert mit einem Salat aus gemischtem Grün und saisonalem Gemüse, ist gesund und sättigend. Auch ein Sommer-Pasta-Salat mit frischem Basilikum, Kirschtomaten und einem leichten Balsamico-Dressing kann in großen Mengen vorbereitet und als Mahlzeit für mehrere Tage verwendet werden.

Nicht zu vergessen sind erfrischende Sommerdesserts, die sich ebenfalls gut für die Meal Prep eignen. Ein Joghurt-Parfait mit frischen Beeren, Honig und knusprigem Granola ist ein gesunder und leichter Abschluss für jede Mahlzeit. Auch ein gefrorenes Sorbet aus frischen Früchten wie Mango, Erdbeeren oder Himbeeren ist eine willkommene Erfrischung an heißen Tagen und kann problemlos im Gefrierschrank aufbewahrt werden.

Grillgemüse

Zutaten:

- 2 Zucchini, in Scheiben geschnitten
- 1 Aubergine, in Scheiben geschnitten
- 1 rote Paprika, entkernt und in Streifen geschnitten

- 1 gelbe Paprika, entkernt und in Streifen geschnitten
- 1 rote Zwiebel, in Spalten geschnitten
- 10-12 Kirschtomaten
- 3 EL Olivenöl
- 2 TL getrockneter Oregano
- 1 TL getrockneter Thymian
- 1 TL Knoblauchpulver
- Salz und Pfeffer nach Geschmack
- 2 EL Balsamico-Essig (optional)
- Frische Kräuter (z.B. Petersilie oder Basilikum) zum Garnieren

Anleitung:

1. Den Grill auf mittlere bis hohe Hitze vorheizen.
2. Das vorbereitete Gemüse in eine große Schüssel geben. Olivenöl, Oregano, Thymian, Knoblauchpulver, Salz und Pfeffer hinzufügen und gut vermengen, sodass das Gemüse gleichmäßig gewürzt ist.
3. Das Gemüse auf den Grill legen. Die Zucchini-, Auberginen- und Paprikastücke in einer einzelnen Schicht anordnen, damit sie gleichmäßig garen. Die Kirschtomaten und Zwiebelspalten können ebenfalls direkt auf dem Grill platziert werden.
4. Das Gemüse 5-7 Minuten grillen, dann wenden. Weitere 5-7 Minuten grillen, bis das Gemüse zart und leicht angekohlt ist. Gelegentlich wenden, um eine gleichmäßige Bräunung zu gewährleisten.
5. Nach dem Grillen das Gemüse vom Grill nehmen und auf eine Servierplatte legen. Optional mit Balsamico-Essig beträufeln und mit frischen Kräutern garnieren.

6. Servieren Sie das Grillgemüse warm oder bei Zimmertemperatur. Es kann als Beilage oder als Hauptgericht serviert werden.

Nährwertangaben (pro Portion, basierend auf 4 Portionen):

- Kalorien: 150
- Fett: 10 g
- Gesättigte Fettsäuren: 1,5 g
- Kohlenhydrate: 15 g
- Ballaststoffe: 4 g
- Zucker: 7 g
- Eiweiß: 3 g

Portionsgröße: 1 Tasse Grillgemüse

Kochzeit: Gesamtkochzeit: 15-20 Minuten

Wassermelonen-Feta-Salat

Zutaten:

- 1 kleine Wassermelone, geschält und in Würfel geschnitten
- 200 g Feta-Käse, zerbröselt
- 1/2 rote Zwiebel, fein gewürfelt
- 1/2 Gurke, entkernt und in kleine Würfel geschnitten
- 1/4 Tasse frische Minzblätter, grob gehackt
- 1/4 Tasse frische Basilikumblätter, grob gehackt
- 2 EL Olivenöl
- 1 EL Limettensaft
- 1 EL Honig

- Salz und Pfeffer nach Geschmack

Anleitung:

1. In einer großen Schüssel die Wassermelonenwürfel, den zerbröselten Feta-Käse, die rote Zwiebel und die Gurke vorsichtig vermengen.
2. In einer kleinen Schüssel das Olivenöl, den Limettensaft und den Honig gut verrühren, bis eine homogene Mischung entsteht.
3. Die Vinaigrette über den Salat gießen und alles vorsichtig vermengen, sodass die Zutaten gleichmäßig bedeckt sind.
4. Die frischen Minz- und Basilikumblätter hinzufügen und leicht unterheben.
5. Mit Salz und Pfeffer nach Geschmack würzen.
6. Den Salat vor dem Servieren mindestens 15 Minuten im Kühlschrank durchziehen lassen, damit sich die Aromen entfalten.

Nährwertangaben (pro Portion):

- Kalorien: ca. 120 kcal
- Eiweiß: 5 g
- Kohlenhydrate: 10 g
- Fett: 7 g
- Ballaststoffe: 1 g

Portionsgröße: Ca. 1 Tasse

Zubereitungszeit: 20 Minuten

Gazpacho

Zutaten:

- 1 kg reife Tomaten
- 1 große Gurke
- 1 rote Paprika
- 1 grüne Paprika
- 1 kleine rote Zwiebel
- 2 Knoblauchzehen
- 3 EL Olivenöl
- 2 EL Rotweinessig
- 1 TL Kreuzkümmel (gemahlen)
- 1 TL Paprikapulver (edelsüß)
- Salz und Pfeffer nach Geschmack
- Frisches Basilikum oder Petersilie zur Garnierung

Anleitung:

1. Die Tomaten waschen und grob zerkleinern. Die Gurke schälen, halbieren, die Kerne entfernen und ebenfalls grob zerkleinern. Die Paprika entkernen und in Stücke schneiden. Die Zwiebel schälen und grob hacken. Den Knoblauch schälen.
2. Alle vorbereiteten Zutaten in einen Mixer oder eine Küchenmaschine geben. Olivenöl, Rotweinessig, Kreuzkümmel und Paprikapulver hinzufügen. Mit Salz und Pfeffer würzen.
3. Alles gut pürieren, bis eine glatte, homogene Mischung entsteht. Bei Bedarf etwas Wasser hinzufügen, um die gewünschte Konsistenz zu erreichen.
4. Das Gazpacho durch ein feines Sieb passieren, um eine besonders glatte Textur zu erhalten. Dies ist optional, je nach persönlicher Vorliebe.

5. Das Gazpacho in eine Schüssel umfüllen und im Kühlschrank mindestens 2 Stunden, besser über Nacht, gut durchkühlen lassen.

6. Vor dem Servieren nochmals abschmecken und nach Belieben mit frischem Basilikum oder Petersilie garnieren.

Nährwertangaben (pro Portion, basierend auf 4 Portionen):

- Kalorien: 80 kcal
- Fett: 5 g
- Kohlenhydrate: 8 g
- Eiweiß: 2 g
- Ballaststoffe: 2 g
- Natrium: 120 mg

Portionsgröße: Eine Portion entspricht etwa 250 ml.

Kochzeit: Die Vorbereitung dauert etwa 20 Minuten. Die Kühlzeit beträgt mindestens 2 Stunden, idealerweise über Nacht.

Sommerpasta

Zutaten:

- 300 g Pasta (z.B. Penne oder Fusilli)
- 250 g Kirschtomaten, halbiert
- 1 Zucchini, in kleine Würfel geschnitten
- 1 rote Paprika, in kleine Würfel geschnitten
- 2 Knoblauchzehen, fein gehackt
- 2 EL Olivenöl
- 100 g Feta-Käse, zerbröckelt

- 1 Handvoll frisches Basilikum, grob gehackt
- 1 TL getrockneter Oregano
- 1 TL Honig
- Salz und Pfeffer nach Geschmack
- 1 EL Balsamico-Essig

Anleitung:

1. Einen großen Topf mit Wasser zum Kochen bringen und leicht salzen. Die Pasta nach Packungsanweisung al dente kochen. Abgießen und beiseite stellen.
2. In einer großen Pfanne das Olivenöl erhitzen. Den Knoblauch hinzufügen und kurz anbraten, bis er duftet.
3. Die Zucchini- und Paprikawürfel in die Pfanne geben und etwa 5 Minuten anbraten, bis das Gemüse weich wird.
4. Die halbierten Kirschtomaten hinzufügen und weitere 2-3 Minuten kochen lassen, bis die Tomaten leicht weich sind.
5. Den Honig, Oregano, Salz und Pfeffer einrühren. Die Hitze reduzieren und die Mischung für weitere 2 Minuten köcheln lassen.
6. Die gekochte Pasta in die Pfanne geben und gut mit dem Gemüse vermengen.
7. Den Balsamico-Essig hinzufügen und alles gut umrühren.
8. Vom Herd nehmen und den zerbröckelten Feta-Käse und das frische Basilikum unterheben.
9. Die Sommerpasta warm servieren oder abkühlen lassen und kalt genießen.

Nährwertangaben pro Portion (bei 4 Portionen):

- Kalorien: 350 kcal
- Eiweiß: 12 g
- Fett: 14 g
- Kohlenhydrate: 45 g
- Ballaststoffe: 4 g
- Zucker: 8 g

Portionsgröße:

- Eine Portion entspricht etwa 250 g.

Kochzeit:

- Gesamt: 25 Minuten (10 Minuten für die Pasta, 15 Minuten für das Gemüse und das Vermengen)

Beeren-Smoothie

Zutaten:

- 1 Tasse frische Erdbeeren, entstielt
- 1 Tasse frische Himbeeren
- 1 Tasse frische Blaubeeren
- 1 Banane, geschält
- 1 Tasse griechischer Joghurt (natur oder vanille)
- 1 Tasse Mandelmilch (oder andere pflanzliche Milch)
- 1 Esslöffel Honig (optional, je nach gewünschter Süße)
- 1 Teelöffel Chiasamen (optional, für zusätzlichen Nährwert)
- Eiswürfel nach Bedarf

Anleitung:

1. Die Erdbeeren, Himbeeren und Blaubeeren in ein Sieb geben und gründlich abspülen.
2. Die Früchte zusammen mit der geschälten Banane in den Mixer geben.
3. Den griechischen Joghurt und die Mandelmilch hinzufügen. Falls gewünscht, den Honig und die Chiasamen dazugeben.
4. Alles auf hoher Stufe mixen, bis der Smoothie eine cremige Konsistenz erreicht.
5. Falls der Smoothie zu dick ist, etwas mehr Mandelmilch hinzufügen. Wenn der Smoothie zu dünn ist, weitere Eiswürfel hinzufügen.
6. Den Smoothie in Gläser füllen und sofort servieren.

Nährwertangaben pro Portion (250 ml):

- Kalorien: ca. 180
- Fett: 3 g
- Kohlenhydrate: 30 g
- Zucker: 20 g
- Eiweiß: 7 g
- Ballaststoffe: 4 g

Portionsgröße: 1 Glas (250 ml)

Zubereitungszeit: 10 Minuten

Anhang

Kalorien sind das Maß für die Energie, die durch Lebensmittel bereitgestellt wird. Das Wissen um den Kaloriengehalt jeder Mahlzeit hilft, das Energiegleichgewicht aufrechtzuerhalten, was für das Gewichtsmanagement wichtig ist. Die Verfolgung der Kalorienzufuhr stellt sicher, dass man genug Energie zu sich nimmt, um die täglichen Aktivitäten zu unterstützen, während überschüssige Kalorien vermieden werden, die zu Gewichtszunahme führen könnten.

Makronährstoffe – Kohlenhydrate, Proteine und Fette – sind die Hauptbestandteile unserer Ernährung und liefern die Energie, die für Körperfunktionen benötigt wird. Kohlenhydrate sind die Hauptenergiequelle des Körpers. Sie kommen in Lebensmitteln wie Getreide, Obst und Gemüse vor. Das Verständnis des Unterschieds zwischen einfachen und komplexen Kohlenhydraten kann helfen, bessere Lebensmittelentscheidungen zu treffen, da komplexe Kohlenhydrate nachhaltige Energie liefern und in der Regel einen höheren Ballaststoffgehalt aufweisen.

Proteine sind essentiell für den Aufbau und die Reparatur von Gewebe, die Produktion von Enzymen und Hormonen sowie die Unterstützung des Wachstums und der Erhaltung der Muskelmasse. Proteinquellen sind Fleisch, Fisch, Milchprodukte, Hülsenfrüchte und Nüsse. Es ist wichtig, eine Vielzahl von Proteinquellen einzubeziehen, um die Aufnahme aller essentiellen Aminosäuren sicherzustellen.

Fette sind notwendig für die Hormonproduktion, die Nährstoffaufnahme und die Integrität der Zellmembranen. Es gibt verschiedene Arten von Fetten: gesättigte, ungesättigte und Transfette. Ungesättigte Fette, die in Lebensmitteln wie Avocados, Nüssen und Olivenöl enthalten sind, gelten als gesunde Fette und sollten in die Ernährung aufgenommen werden. Gesättigte Fette und Transfette, die in verarbeiteten Lebensmitteln vorkommen, sollten begrenzt werden, da sie zu Herzkrankheiten beitragen können.

Mikronährstoffe, einschließlich Vitamine und Mineralstoffe, sind wichtig für verschiedene Körperfunktionen und die allgemeine Gesundheit. Vitamine wie A, C, D, E und K sowie Mineralstoffe wie Kalzium, Magnesium, Kalium und Eisen spielen entscheidende Rollen bei der Immunfunktion, der Knochengesundheit und der Energieproduktion. Eine abwechslungsreiche Ernährung, die eine Vielzahl von Obst, Gemüse, Getreide und Proteinen umfasst, stellt sicher, dass ausreichend essentielle Nährstoffe aufgenommen werden.

Ballaststoffe sind ein wichtiger Bestandteil einer gesunden Ernährung. Sie unterstützen die Verdauung, helfen, stabile Blutzuckerspiegel aufrechtzuerhalten und können zu einem Sättigungsgefühl beitragen, was beim Gewichtsmanagement helfen kann. Lebensmittel mit hohem Ballaststoffgehalt sind Vollkornprodukte, Hülsenfrüchte, Obst und Gemüse.

Das Verständnis des glykämischen Index (GI) von Lebensmitteln kann hilfreich sein, um die Blutzuckerspiegel zu kontrollieren. Lebensmittel mit niedrigem GI, wie Vollkornprodukte und Hülsenfrüchte, verursachen einen langsameren und gleichmäßigeren Anstieg des Blutzuckerspiegels im Vergleich zu Lebensmitteln mit hohem GI wie Weißbrot und zuckerhaltigen Snacks. Die Einbeziehung von Lebensmitteln mit niedrigem GI in die Meal Prep kann helfen, die Energielevels aufrechtzuerhalten und Blutzuckerspitzen zu verhindern.

Natrium ist ein essentielles Mineral, aber ein übermäßiger Konsum kann zu Bluthochdruck und anderen Gesundheitsproblemen führen. Es ist wichtig, den Natriumgehalt in Lebensmitteln, insbesondere in verarbeiteten und vorverpackten Produkten, zu kennen. Die Entscheidung für frische, unverarbeitete Lebensmittel und die Verwendung von Kräutern und Gewürzen zur Geschmacksverstärkung kann helfen, die Natriumaufnahme zu reduzieren.

Das Lesen und Verstehen von Lebensmittelkennzeichnungen ist entscheidend für informierte Ernährungsentscheidungen. Lebensmittelkennzeichnungen geben Auskunft über Portionsgrößen, Kaloriengehalt und Nährstoffmengen, einschließlich Makronährstoffen, Vitaminen und Mineralstoffen. Diese Informationen können die Mahlzeitenplanung leiten und eine ausgewogene Nährstoffaufnahme sicherstellen.

Portionskontrolle ist der Schlüssel zur Verwaltung der Kalorienzufuhr und zur Aufrechterhaltung einer ausgewogenen Ernährung. Die Verwendung von Werkzeugen wie Messbechern, Küchenwaagen und Portionierungsbehältern kann helfen, Lebensmittel genau zu messen und Portionsgrößen zu verwalten. Achtsamkeit bei den Portionsgrößen kann übermäßiges Essen verhindern und zur Aufrechterhaltung eines gesunden Gewichts beitragen.

Hydration ist ein oft übersehener, aber wesentlicher Aspekt der Ernährung. Ausreichendes Trinken ist wichtig für die Verdauung, die Nährstoffaufnahme und die allgemeinen Körperfunktionen. Die Einbeziehung hydrierender Lebensmittel wie Obst und Gemüse sowie das regelmäßige Trinken von Wasser während des Tages kann helfen, einen angemessenen Hydrationsstatus aufrechtzuerhalten.

Durch das umfassende Verständnis von Nährwertangaben wird die Meal Prep zu einem mächtigen Werkzeug zur Aufrechterhaltung einer ausgewogenen Ernährung, zur Erreichung diätetischer Ziele und zur Unterstützung der allgemeinen Gesundheit und des Wohlbefindens.

Must-Have-Einkaufslisten für jeden Meal Prepper

- **Wöchentliche Einkaufsliste**

Eine wöchentliche Einkaufsliste ist unerlässlich für effizientes Meal Prep und stellt sicher, dass Sie alle notwendigen Zutaten zur Hand haben. Eine gut organisierte Liste hilft, Zeit beim Einkaufen zu sparen und reduziert das Risiko, wichtige Artikel zu vergessen. Teilen Sie Ihre Liste in Kategorien wie Obst und Gemüse, Proteine, Getreide, Milchprodukte, Vorratskammer-Basics und Sonstiges.

- **Saisonale Obst- und Gemüseliste**

Saisonale Zutaten in Ihre Mahlzeiten zu integrieren, verbessert nicht nur den Geschmack, sondern bietet auch gesundheitliche Vorteile. Eine saisonale Obst- und Gemüseliste hilft Ihnen, die frischesten und preisgünstigsten Früchte und Gemüse auszuwählen. Diese Liste kann je nach Jahreszeit und Region angepasst werden, damit Sie die beste Qualität erhalten.

- **Grundlegende Vorratsartikel**

Eine gut bestückte Vorratskammer ist das Rückgrat des erfolgreichen Meal Preps. Essentielle Artikel wie Olivenöl, Kokosöl, Essige, Gewürze, Kräuter, Konserven und Getreide sollten immer vorrätig sein. Eine Checkliste dieser grundlegenden Vorratsartikel stellt sicher, dass Ihnen nie die Basics ausgehen, die Sie für verschiedene Rezepte benötigen.

- **Protein-Einkaufsliste**

Proteine sind ein entscheidender Bestandteil ausgewogener Mahlzeiten. Eine detaillierte Protein-Einkaufsliste umfasst verschiedene Quellen wie Hähnchenbrust, Putenhackfleisch, Tofu, Fisch und Hülsenfrüchte. Diese Liste hilft Ihnen, Ihre Proteinaufnahme zu diversifizieren und sicherzustellen, dass Sie genügend Optionen für verschiedene Meal Prep-Rezepte haben.

- **Milchprodukte und Milchalternativen-Liste**

Egal, ob Sie Milchprodukte konsumieren oder pflanzliche Alternativen bevorzugen, eine umfassende Liste von Milch- und Nichtmilchprodukten ist unerlässlich. Artikel wie griechischer Joghurt, Mandelmilch, Käse und pflanzliche Joghurts sollten enthalten sein. Diese Liste hilft, verschiedene

Ernährungspräferenzen zu berücksichtigen und sicherzustellen, dass Sie die notwendigen Zutaten für verschiedene Rezepte haben.

- **Snacks und gesunde Leckereien-Liste**

Snacks und gesunde Leckereien sind wichtig, um den Energiepegel den ganzen Tag über aufrechtzuerhalten. Eine gut abgerundete Liste umfasst Nüsse, Samen, Trockenfrüchte, Vollkorncracker und gesunde Snackriegel. Dies stellt sicher, dass Sie nahrhafte Optionen griffbereit haben, um den Hunger zwischen den Mahlzeiten zu stillen.

- **Gewürze und Saucen-Liste**

Gewürze und Saucen verleihen Ihren Mahlzeiten Geschmack und Vielfalt. Eine detaillierte Liste sollte essentielle Gewürze wie Basilikum, Oregano, Kreuzkümmel, Paprika und Knoblauchpulver sowie Saucen wie Senf, Sojasauce, scharfe Sauce und Salatdressings enthalten. Diese Artikel vorrätig zu haben, verbessert Ihre Fähigkeit, vielfältige und geschmackvolle Gerichte zu kreieren.

- **Gefrorene Lebensmittel-Liste**

Gefrorene Lebensmittel können ein Lebensretter für schnelles und einfaches Meal Prep sein. Eine umfassende Liste von gefrorenen Artikeln wie Gemüse, Früchte, Fischfilets und vorgekochte Getreide stellt sicher, dass Sie praktische Optionen für stressige Tage haben. Diese Artikel können länger aufbewahrt werden und bieten Flexibilität in Ihrer Mahlzeitenplanung.

- **Frühstücks-Essentials-Liste**

Frühstück ist eine wichtige Mahlzeit, und eine dedizierte Einkaufsliste stellt sicher, dass Sie Ihren Tag richtig beginnen. Fügen Sie Artikel wie Haferflocken, Cerealien, Eier, frische Früchte und Joghurt hinzu. Diese Liste hilft Ihnen, nahrhafte und zufriedenstellende Frühstücksoptionen vorzubereiten, die Ihren Tag befeuern.

- **Backzubehör-Liste**

Für diejenigen, die gerne backen, ist eine detaillierte Liste von Backzubehör unerlässlich. Artikel wie Mehl, Backpulver, Natron, Zucker, Vanilleextrakt und Schokoladenchips sollten enthalten sein. Diese Vorräte vorrätig zu haben, ermöglicht es Ihnen, jederzeit köstliche Backwaren zuzubereiten, wenn die Lust dazu kommt.

- **Kräuter- und frisches Grünzeug-Liste**

Frische Kräuter und Gemüse verleihen Ihren Mahlzeiten Lebendigkeit und Nährstoffe. Eine detaillierte Liste sollte Artikel wie Basilikum, Koriander, Petersilie, Spinat und Grünkohl enthalten. Diese Artikel regelmäßig vorrätig zu haben, stellt sicher, dass Ihre Gerichte immer frisch und geschmackvoll sind.

- **Konserven- und eingelegte Lebensmittel-Liste**

Konserven- und eingelegte Lebensmittel sind vielseitig und haben eine lange Haltbarkeit. Eine umfassende Liste umfasst Artikel wie Bohnen, Tomaten, Kokosmilch und eingelegtes Gemüse. Diese Zutaten sind essentiell für die Zubereitung einer Vielzahl von Rezepten, von Suppen und Eintöpfen bis zu Salaten und Saucen.

- **Vollkornprodukte-Liste**

Vollkornprodukte sind ein wichtiger Bestandteil einer ausgewogenen Ernährung. Eine detaillierte Einkaufsliste sollte Quinoa, braunen Reis, Gerste, Vollkornnudeln und Hafer umfassen. Diese Getreide liefern essentielle Nährstoffe und dienen als Basis für viele Meal Prep-Rezepte.

- **Nüsse- und Samen-Liste**

Nüsse und Samen sind ausgezeichnete Quellen für gesunde Fette und Proteine. Eine gut abgerundete Liste umfasst Mandeln, Walnüsse, Chiasamen, Leinsamen und Kürbiskerne. Diese Artikel eignen sich perfekt für Snacks, Toppings und die Zugabe zu verschiedenen Gerichten für zusätzliche Nährstoffe.

- **Getränke-Essentials-Liste**

Hydration ist der Schlüssel, und eine Liste der wesentlichen Getränke stellt sicher, dass Sie gesunde Getränkeoptionen haben. Fügen Sie Artikel wie Kräutertees, Kokoswasser, Mandelmilch und frisch gepresste Säfte hinzu. Diese Liste hilft Ihnen, hydriert zu bleiben und eine Vielzahl von erfrischenden Getränken zu genießen.

- **Verschiedene Artikel-Liste**

Es gibt immer einige verschiedene Artikel, die nicht in die anderen Kategorien passen, aber dennoch für Meal Prep unerlässlich sind. Diese Liste könnte Alufolie, Pergamentpapier, Küchenschwämme und Lebensmittelaufbewahrungsbeutel umfassen. Diese Artikel im Blick zu behalten, stellt sicher, dass Ihre Küche reibungslos und effizient läuft.

Wöchentliche Einkaufsliste

- Obst und Gemüse: Äpfel, Bananen, Karotten, Paprika, Tomaten, Spinat, Grünkohl, Zwiebeln, Knoblauch, Zitronen
- Proteine: Hähnchenbrust, Putenhackfleisch, Tofu, Lachsfilets, Eier
- Getreide: Brauner Reis, Quinoa, Vollkornbrot, Nudeln
- Milchprodukte: Griechischer Joghurt, Milch, Cheddarkäse, Butter
- Vorratskammer-Basics: Olivenöl, Kokosöl, Balsamico-Essig, Dosentomaten, Schwarze Bohnen, Kichererbsen, Vollkornsenf, Honig
- Sonstiges: Kaffee, Tee, Snacks (Müsliriegel, Nussmischung)

Saisonale Obst- und Gemüseliste

- Frühling: Spargel, Erbsen, Erdbeeren, Radieschen, Artischocken
- Sommer: Zucchini, Tomaten, Mais, Pfirsiche, Beeren
- Herbst: Butternusskürbis, Äpfel, Rosenkohl, Preiselbeeren, Süßkartoffeln
- Winter: Grünkohl, Zitrusfrüchte, Granatäpfel, Lauch, Winterkürbis

Grundlegende Vorratsartikel

- Olivenöl, Kokosöl, Pflanzenöl
- Balsamico-Essig, Apfelessig, Weißweinessig
- Gewürze: Salz, schwarzer Pfeffer, Paprika, Kreuzkümmel, Kurkuma, Zimt, Knoblauchpulver, Zwiebelpulver, Chilipulver
- Kräuter: getrocknetes Basilikum, Oregano, Thymian, Rosmarin

- Konserven: Tomaten, Bohnen (Schwarze Bohnen, Kichererbsen, Kidneybohnen), Kokosmilch
- Getreide: Reis (Brauner, Basmati), Quinoa, Haferflocken, Vollkornnudeln
- Backzutaten: Mehl, Zucker, Backpulver, Natron, Vanilleextrakt
- Saucen und Dressings: Sojasauce, scharfe Sauce, Ketchup, Mayonnaise, Senf
- Nüsse und Samen: Mandeln, Walnüsse, Chiasamen, Leinsamen

Protein-Einkaufsliste

- Hähnchenbrust, -schenkel, ganzes Huhn
- Putenhackfleisch, Putenbrust
- Rindfleisch (Steaks, Hackfleisch)
- Schweinefleisch (Koteletts, Filet)
- Fisch: Lachs, Kabeljau, Tilapia
- Meeresfrüchte: Garnelen, Jakobsmuscheln
- Tofu, Tempeh
- Eier (Hühnereier, Enteneier)
- Hülsenfrüchte: Linsen, Kichererbsen, Schwarze Bohnen

Milchprodukte und Milchalternativen-Liste

- Griechischer Joghurt, Naturjoghurt
- Milch (Vollmilch, Magermilch, Mandelmilch, Sojamilch, Hafermilch)
- Käse: Cheddar, Mozzarella, Feta, Parmesan
- Butter, Margarine
- Pflanzliche Joghurts: Mandel, Kokos, Soja
- Sahne: Schlagsahne, Kaffeesahne

- Hüttenkäse, Frischkäse

Snacks und gesunde Leckereien-Liste

- Frisches Obst: Äpfel, Bananen, Beeren, Trauben
- Nüsse: Mandeln, Walnüsse, Cashews
- Samen: Sonnenblumenkerne, Kürbiskerne
- Vollkorncracker, Reiskuchen
- Trockenfrüchte: Rosinen, Aprikosen, Cranberries
- Gesunde Snackriegel, Proteinriegel
- Popcornkerne
- Gemüsesticks: Karotten, Sellerie, Gurke
- Hummus, Guacamole

Gewürze und Saucen-Liste

- Gewürze: Salz, schwarzer Pfeffer, Paprika, Kreuzkümmel, Koriander, Kurkuma, Zimt, Muskatnuss, Nelken, Piment, Cayennepfeffer, Chilipulver, Knoblauchpulver, Zwiebelpulver, Thymian, Rosmarin, Basilikum, Oregano, Petersilie, Dill, Lorbeerblätter
- Saucen: Senf (gelb, Dijon, grobkörnig), Ketchup, Mayonnaise, Sojasauce, Worcestershiresauce, scharfe Sauce, Barbecuesauce, Tahini, Misopaste, Meerrettich, Relish
- Öle: Olivenöl, Pflanzenöl, Sesamöl, Avocadoöl
- Essige: Apfelessig, Weißweinessig, Rotweinessig, Balsamico-Essig

Gefrorene Lebensmittel-Liste

- Tiefkühlgemüse: Erbsen, Mais, Brokkoli, Spinat, grüne Bohnen, gemischtes Gemüse

- Tiefkühlfrüchte: Beeren (Erdbeeren, Blaubeeren, Himbeeren), Mangostücke, Ananas
- Tiefkühlfischfilets: Lachs, Kabeljau, Tilapia
- Vorgekochte Getreide: Reis, Quinoa
- Tiefkühlgerichte: Suppen, Eintöpfe, Aufläufe
- Tiefkühlpizza
- Eiscreme, Sorbet
- Tiefkühlbrot und Teig

Frühstücks-Essentials-Liste

- Haferflocken, Stahlhafer
- Cerealien: Vollkorn, zuckerarme Optionen
- Eier
- Frisches Obst: Bananen, Beeren, Äpfel
- Griechischer Joghurt, Naturjoghurt
- Milch (Vollmilch, Magermilch, Mandelmilch, Sojamilch, Hafermilch)
- Brot: Vollkorn, Mehrkorn, Englische Muffins, Bagels
- Nussbutter: Erdnussbutter, Mandelbutter
- Marmelade, Honig
- Frühstückswürstchen, Speck

Backzubehör-Liste

- Mehl: Allzweckmehl, Vollkornmehl, Mandelmehl, Kokosmehl
- Zucker: Kristallzucker, Braunzucker, Puderzucker
- Backpulver, Natron
- Hefe
- Vanilleextrakt, Mandelnextrakt

- Schokoladenstückchen, Kakaopulver
- Nüsse: Walnüsse, Pekannüsse, Mandeln
- Trockenfrüchte: Rosinen, Cranberries
- Gewürze: Zimt, Muskatnuss, Nelken
- Eier
- Butter, Margarine
- Milch, Buttermilch
- Kochspray, Backpapier

Kräuter- und frisches Grünzeug-Liste

- Frische Kräuter: Basilikum, Koriander, Petersilie, Thymian, Rosmarin, Dill, Minze, Schnittlauch, Oregano, Salbei
- Frisches Grünzeug: Spinat, Grünkohl, Mangold, Rucola, gemischte Salatblätter, Römersalat, Kohlgemüse, Rübenblätter
- Microgreens, Sprossen
- Frühlingszwiebeln
- Zitronengras, Ingwerwurzel

Konserven- und eingelegte Lebensmittel-Liste

- Bohnen: Schwarze Bohnen, Kidneybohnen, Kichererbsen, Cannellinibohnen, Linsen
- Dosentomaten: Ganze, gewürfelte, zerdrückte, Tomatenmark
- Kokosmilch, Kondensmilch, gesüßte Kondensmilch
- Fischkonserven: Thunfisch, Lachs, Sardinen
- Brühe und Fonds: Hühnerbrühe, Rinderbrühe, Gemüsebrühe
- Essiggurken, Oliven, Kapern
- Nussbutter: Erdnussbutter, Mandelbutter

- Saucen: Pastasauce, Currypaste
- Obst in Saft oder Sirup: Pfirsiche, Ananas, Mandarinen

Vollkornprodukte-Liste

- Brauner Reis, weißer Reis (Basmati, Jasmin)
- Quinoa (weiß, rot, schwarz)
- Gerste, Bulgur
- Farro, Dinkel
- Vollkornnudeln, Couscous
- Haferflocken (altmodisch, schnellkochend, Stahlhafer)
- Hirse, Amaranth
- Polenta, Grütze

Nüsse- und Samen-Liste

- Mandeln, Walnüsse, Cashews, Pekannüsse, Pistazien, Haselnüsse
- Samen: Chiasamen, Leinsamen, Kürbiskerne, Sonnenblumenkerne, Sesamsamen, Hanfsamen
- Nussbutter: Erdnussbutter, Mandelbutter, Cashewbutter, Tahini
- Trail Mix, Nussmischungen
- Gemahlener Leinsamen, Chiasamenmehl

Getränke-Essentials-Liste

- Kräutertees: Kamille, Pfefferminze, Rooibos
- Schwarzer und grüner Tee
- Kaffee: gemahlen, Bohnen, Instant
- Pflanzliche Milch: Mandel, Soja, Hafer, Kokos
- Frisch gepresste Säfte: Orange, Grapefruit, Apfel

- Smoothie-Zutaten: gefrorene Früchte, Proteinpulver, Spinat

- Kokoswasser

- Sprudelwasser, Mineralwasser

- Honig, Ahornsirup

- Zitrone, Limette

Sonstige Artikel-Liste

- Aluminiumfolie, Backpapier

- Plastikfolie, Wachspapier

- Aufbewahrungsbeutel: wiederverschließbare Plastikbeutel, wiederverwendbare Silikonbeutel

- Lebensmittelbehälter: Glas, Plastik, Edelstahl

- Küchenschwämme, Spülmittel

- Papiertücher, Servietten

- Müllbeutel, Recyclingbeutel

- Reinigungsmittel: Allzweckreiniger, Desinfektionstücher

- Batterien, Glühbirnen

- Küchenutensilien: Dosenöffner, Schäler, Reibe, Messbecher und -löffel, Rührschüsseln